瘟疫論補注

〔清〕楊啓甲／撰　張　雷／提要

瘟疫論詳辯

〔清〕瑩君溥／抄録　何　玲／提要

王　鵬／主編

安徽博物院藏新安孤本珍本醫籍叢刊

——第一輯——

二〇二二年度國家古籍整理出版專項經費資助項目

时代出版传媒股份有限公司
安徽科学技术出版社

圖書在版編目(CIP)數據

安徽博物院藏新安孤本珍本醫籍叢刊. 第一輯 / 王鵬主編. --合肥：安徽科學技術出版社，2023. 9
ISBN 978-7-5337-8668-7

Ⅰ. ①安… Ⅱ. ①王… Ⅲ. ①中醫典籍-叢刊 Ⅳ. ①R2-5

中國版本圖書館 CIP 數據核字(2022)第 245800 號

ANHUI BOWUYUAN CANG XIN'AN GUBEN ZHENBEN YIJI CONGKAN DIYIJI
安徽博物院藏新安孤本珍本醫籍叢刊·第一輯 王 鵬 主編

出 版 人：王筱文 選題策劃：王 宜 責任編輯：王 宜
責任校對：李 茜 責任印製：梁東兵 裝幀設計：王 艷
出版發行：時代出版傳媒股份有限公司 http://www.press-mart.com
安徽科學技術出版社 http://www.ahstp.net
(合肥市政務文化新區翡翠路 1118 號出版傳媒廣場，郵編：230071)
電話：(0551)63533330
印 製：安徽新華印刷股份有限公司 電話：(0551)65859178
(如發現印裝質量問題，影響閱讀，請與印刷廠商聯繫調换)

開本：787×1092 1/16 印張：31.5 字數：630 千
版次：2023 年 9 月第 1 版 2023 年 9 月第 1 次印刷

ISBN 978-7-5337-8668-7 定價：680.00 元

《安徽博物院藏新安孤本珍本醫籍叢刊》編纂委員會

前　言

中醫藥學源遠流長，在其漫長的歷史發展進程中，湧現出大批著名醫家，他們在學術上各領風騷，形成了眾多的醫學流派。不同流派的爭鳴與滲透、交流與融合，促進了中醫藥學術的不斷進步和臨床療效的不斷提高。各家中醫學術流派薪火相承，後浪推前浪，鑄就了中醫藥學發展史上一道道靚麗的風景綫。

九州方隅，風物萬千，心得各有見長，傳習日久，漸成眾多地域醫學流派。地域醫學流派是對某一特定地域醫家學術特徵的整體概括，凸顯了中醫藥學辨證論治的原則性、多樣性和靈活性。『天下明醫出新安』。安徽自古物寶文華、人傑地靈，是歷史上名醫輩出的地方，『南新安、北華佗』的原生態傳統醫學文化獨具特色和優勢，尤其是源自古徽州的新安醫學，以其鮮明的地域特色、厚重的傳統底蘊、突出的學術成就、深遠的歷史影響，在我國地域醫學流派中獨樹一幟。作為徽文化五大要素之一的新安醫學，儒醫輩出、世醫不絕，文獻宏富、名著林立，創新發明、學說紛呈，特色鮮明，影響深遠，傳承至今，經久不衰，是公認的綜合性地域醫學流派的典型代表。

中華人民共和國成立以來，學術界一直十分重視新安醫學文獻的整理與研究，以安徽學者群體為核心，聯合國內其他地區學者，針對新安醫學古籍文獻開展了一系列卓有成效的研究工作，在文獻校注整理、醫家醫籍考證、名家學術思想研究等領域，取得了眾多代表性成果，一批重要的新安醫籍文獻得以整理出版，為傳承發展新安醫學學術、弘揚優秀傳統文化做出了重要貢獻。但時至今日，仍然有大量重要新安醫籍未曾進行過系統整理和出版，不能不說是一種遺憾。為有效彌補既往古籍整理研究的不足，不斷完善新安醫學醫籍體系，進一步促進對新安醫家學術思想的深入研究，安徽中醫藥大學組建了專門的整理研究團隊，有計畫、分批次地開展了新安醫學孤本珍本醫籍文獻的整理工作。

《安徽博物院藏新安孤本珍本醫籍叢刊》共選取二十三種安徽博物院所藏且未整理的具有重要學術和實踐應用價值的新安孤本珍本醫籍，包括中醫綜合類文獻三種、溫病類文獻二種、方書類文獻四種、外傷科類文獻四種、婦科類文獻一種、兒科類文獻四種、喉科類文獻二種、醫案類文獻三種，以保留原貌的影印形式出版，旨在搶救性整理這些瀕佚的新安孤本珍本醫籍；同時，為每部著作撰寫內容提要，從作者、成書經歷、版本、基本內容與構成、引用文獻、學術特色等方面，總結並展現各醫籍的新安醫學特色及對後世中醫藥學術傳承與發展的影響。

選入《安徽博物院藏新安孤本珍本醫籍叢刊》的古籍文獻基本資訊如下：

《溫疫論補注》，二卷，清代新安醫家楊啟甲撰，是一部注解明代醫家吴又可《溫疫論》的著作。本書原稿撰成於清道光二十年（一八四〇），於清道光二十一年（一八四一）由黄宗棨刻板印刷。現存刻本，系孤本，藏於安徽博物院。《中國中醫古籍總目》失收。

《溫疫論詳辯》，一卷，清代新安醫家瑩君溥抄録，經考證，内容取自清代醫家戴天章《廣瘟疫論》。現存一種抄本，抄成年代不詳，藏於安徽博物院。《中國中醫古籍總目》失收。

《汪氏家藏奇效書》，不分卷，清代新安醫家汪渭陽撰，是一部收載治療瘡癰腫毒方書的著作。原題汪渭陽撰，因第二冊文中有言『會吾兄渭陽，不可盡吐心腹』『凡遇吾兄渭陽，寧可裝呆請教，幸勿説我好書』，故推測此書作者除汪渭陽外，可能還有其弟汪渭川。現存一種民國抄本，抄成年代不詳，藏於安徽博物院。《中國中醫古籍總目》失收。

《汪氏擬方》，一卷，清代新安醫家汪文譽撰，是一部綜合類醫著。現存一種抄本，抄成年代不詳，藏於安徽博物院。經考證，該抄本實為《濟世良方》節抄本，主要節抄了原書外感和内科雜病部分内容。

《古方選注》，一卷，清代新安醫家方成垣撰，闡述了十三首汗劑與五首吐劑的遺方用藥機理，同時記録了古籍先賢對所載方劑的有關論述。現存一種清代抄本，抄成年代不詳，系孤本，藏於安徽博物院。《中國中醫古籍總目》失收。

《吴氏家傳痰火七十二方》，一卷，清代新安醫家吴起甫撰，是一部專研痰火證治的著作。現存一種民國抄本，抄於民國元年（一九一二），系孤本，藏於安徽博物院。《中國中醫古籍總目》失收。

《驗方秘録》，不分卷，清代新安醫家謝奕卿撰，是一部彙集實效驗方的著作。現存一種清代抄本，抄成年代不詳，藏於安徽博物院。《中國中醫古籍總目》失收。

《醫階》，不分卷，清末至民國方志學家、詩人、書法家、文物鑒賞家許承堯撰，是一部以摘録中醫醫論和臨證治療為主要内容、以學醫筆記為主要形式的著作。本書原稿撰成於清光緒二十七年（一九〇一），未曾出版刊行。現存稿本，系孤本，藏於安徽博物院。《中國中醫古籍總目》失收。

《臨症一得》，不分卷，清末至民國新安醫家葉仲賢撰，是一部記録其臨證心得的著作。現存一種抄本，系孤本，抄成時間不詳，藏於安徽博物院。《中國中醫古籍總目》失收。

《摘選外科雜症》《外科症治神方》，均不分卷，清代新安醫家程耀明輯，均為收録中醫外科治療方藥的著作。現各存一種抄本，抄成年代不詳，均藏於安徽博物院。《中國中醫古籍總目》失收。

《傷科》，不分卷，清代新安醫家程培撰，是一部輯録傷科疾病治療方法的著作。本書現存清光緒元年（一八七五）松茂室抄本，系孤本，藏於安徽博物院。《中國中醫古籍總目》失收。

《傷科秘方》，不分卷，清代新安醫家安文、定文輯，是一部關於記述外傷證治的著作。現存一種民國抄本，抄成時間不詳，藏於安徽博物院。《中國中醫古籍總目》失收。

《女科集要》，一卷，清代新安醫家程文囿撰，是一部主要記述婦科證治的著作。本書前半部分『望色』『聆音』『辨脈』內容可見於《醫述》第二卷『醫學溯源』，後半部分內容見於《醫述》第十三卷『女科原旨』。現存一種抄本，抄録時間不詳，後補配清嘉慶九年（一八〇四）刻本《產科心法》，藏於安徽博物院。《中國中醫古籍總目》失收。

《汪弢廬先生手集小兒方藥》，一卷，清代新安醫家汪宗沂撰，是一部專研小兒證治的醫著。本書現存清代稿本，系孤本，據考證當為汪氏手書稿本，具有較高的文獻學和版本學價值，藏於安徽博物院。《中國中醫古籍總目》失收。

《兒科藥方》，一卷，清末至民國新安醫家胡永康撰，是一部專門記述小兒證治的醫著。現存民國時期稿本，系孤本，藏於安徽博物院。《中國中醫古籍總目》失收。

《痘疹集成》，一卷，清代新安醫家程坤錫著，是一部論述痘疹病因病機及治療的醫著。現存抄本，系孤本，藏於安徽博物院。《中國中醫古籍總目》失收。

《麻證秘訣》，一卷，清末至民國新安醫家胡永康撰，是一部專門記述麻疹的醫著。現存清光緒十一年（一八八五）稿本，系孤本，藏於安徽博物院。《中國中醫古籍總目》失收。

《喉科秘笈》，一卷，清代張宗良、吴氏原著，清末至民國新安醫家汪雲祥修訂抄録，是一部喉科著作。現存一種抄本，抄成年代不詳，藏於安徽博物院。《中國中醫古籍總目》失收。此書乃《咽喉秘集》的一個抄本。《咽喉秘集》現存最早刻本為清同治元年（一八六二）潘仕成海山仙館初刻本，乃重刊《驗方新編》時附録《咽喉秘集》於內；清代張紹棠味古齋光緒九年（一八八三）刻本點校頗精，流傳甚廣。另存有清代及近代多種刊本。

《咽喉秘要全書》，一卷，清代新安醫家言立誠參訂，是一部關於咽喉科疾病辨證施治的經驗集。現存清宣統二年（一九一〇）抄本，藏於安徽博物院。本書內容經考證為清乾隆年間《咽喉經驗秘傳》（蘇州人程永培校刊）的抄本。

《杏軒醫案輯録》，不分卷，清代新安醫家程杏軒原撰，其弟子倪榜、許璞等輯録。現存一種民國抄本，抄録者、抄録年份不詳，藏於安徽博物院。《中國中醫古籍總目》失收。

《觀頤居醫案》，不分卷，清代新安醫家葉熙鐸撰，是一部記録臨床經驗的醫案著作。現存一種民國抄本，系孤本，抄録者、抄録年份不詳，藏於安徽博物院。《中國中醫古籍總目》失收。

《紅樹山莊醫案》，十二卷，清代新安醫家葉昶撰，成書於清鹹豐十一年（一八六一），是一部記録臨床經驗的醫案著作。現存清代趙詠抄本，藏於安徽博物院、中山大學圖書館。《中國中醫古籍總目》收載，但未録安徽博物院亦藏此書。

《安徽博物院藏新安孤本珍本醫籍叢刊》的整理出版工作，在安徽博物院和安徽科學技術出版社的大力支持下，成功獲批二〇二二年度國家古籍整理出版專項經費資助項目。安徽科學技術出版社長期從事中醫藥古籍的整理出版工作，並將新安醫學古籍整理研究作為重點圖書板塊加以打造，多年來出版了一系列學術水準高、業界影響大的新安醫學古籍整理和研究類圖書，積累了豐富的中醫藥古籍和新安醫學古籍整理經驗，為本次《安徽博物院藏新安孤本珍本醫籍叢刊》整理出版工作的順利實施提供了強有力的組織和技術保證，確保了本次整理專案的順利開展和按期完成。在此，謹對安徽博物院、安徽科學技術出版社及參加本項目整理出版工作的同道致以衷心的感謝。

新安醫學的當代價值正是體現在它實用的、不斷創新的、至今仍造福於民衆的知識體系中，而新安醫學古籍文獻則是這些知識體系的載體，是彌足珍貴的文化遺産。本次影印整理出版的《安徽博物院藏新安孤本珍本醫籍叢刊》，以具有重要實用價值的新安醫籍孤本珍本文獻為整理對象，均與臨床實踐密切相關，能夠更直接地用以指導臨床實踐工作，豐富現有的臨床辨證論治體系，促進中醫醫療水準的提高。我們衷心地期望，通過本套叢刊的出版，能夠更有效地保護並展示得到廣泛認同、可供交流、原汁原味的新安醫籍珍貴文獻，同時對弘揚徽文化、發掘新安醫學學術精華、傳承發展中醫藥事業有所裨益。

王　鵬

二〇二二年八月十八日

目録

溫疫論補注

提要 張雷

安徽博物院藏新安孤本珍本醫籍叢刊

第一輯

内容提要

《溫疫論補注》，二卷，又稱《增訂溫疫論補注》《溫疫論增訂補注》《溫疫集注》，清末新安醫家楊畝甲撰，是一部注解明代醫家吴有性《溫疫論》的著作。

一、作者與成書經歷

楊啟甲，字麗南，號紫峰，生卒年無法確考，據該書黄宗棨道光二十一年（一八四一）序言雲其『今將八秩』，推其生年約在乾隆二十六年（一七六一）。安徽休寧人。除了著有《溫疫論補注》，其感慨於『行世之書充棟，不得其要領，讀之誤人』，因此，將《景嶽全書》『重加删述』，但由於『力不能梓付』，故無傳。

楊氏幼即好學通經藝，青年時代無意仕途，嗜讀醫書，遍覽歷代醫書，後來其長子早歿，更潛心醫道，對疑難雜症常常能『投劑輒效』，但其並不矜奇炫博。治病救人不論富貴貧賤，一視同仁。晚年致力於教育，開館授徒。

《溫疫論補注》原稿撰成於清道光二十年（一八四〇），於清道光二十一年（一八四一）由黄宗棨刻板印刷。

二、版本

《溫疫論補注》現存刻本系孤本，刻成於一八四一年，現藏於安徽博物院，《中國中醫古籍總目》失收。全本共二冊，四眼綫裝，開本尺寸縱二十七厘米，横十五點二厘米，黑色版框，白口單黑魚尾，四周單邊，版框尺寸縱十八厘米，横十二點一厘米。正文半葉九行，大字每行二十四字，小字雙行四十八字。

上下卷封面、『自序』篇名下、『補注溫疫名實引經析義』篇名下及下卷目録後均有朱文『星階』繆篆印章，當是藏書人印章。『自序』後有墨色『楊氏啟甲』小篆陰文印章和『紫峰』繆篆陽文印章各一。黄宗棨序後有墨色『黄宗棨印』小篆陰文印章和『月鋤』小篆陽文印章各一。『自序』文後還有『休邑縣前街文富堂鐫』字樣，標明刻書地點。

文中『補注溫疫名實引經析義』上篇篇末有朱文行書『孤身作客三千里，一日思家十二時』『春遊芳草地，夏賞和池』，其中『思』原作『時』，『和』是『荷』的誤字。後兩句詩當是録自北宋詩人汪洙的《神童詩》『春遊芳草地，夏賞緑荷池』，又缺一『緑』字。而『孤身作客三千裹』，民國蔣麟振《京津行·為劉喜魁而作也》有此句。『一日思家十二時』亦當仿自前人，如北宋黄庭堅《鷓鴣天·西塞山邊白鷺飛》有『一日風波十二時』和元代陳孚《清明日感事》『一日思親十二時』句。『傳變不常論』篇和『陰症世間罕有論』篇上有眉批朱文行書『闕聖會』三字，其中『傳變不常論』篇『闕聖會』的『闕』字下又重寫一『闕』字。上卷封底缺四個半頁刻本，以手抄本補之。

三、基本內容與構成

《溫疫論補注》為上下卷，實際上可分為兩部分：一部分是鄭、汪、楊關於瘟疫的六篇專論，楊氏專論為『楊補注溫疫發癍症治驗篇』『楊補注溫疫兼痢症治驗篇』；另一部分是集注，這部分楊氏將《溫疫論》重新編次，先列出整理後的目録，再列改易原文後的《溫疫論》，將鄭、汪、楊三氏的注釋附後，從字數來看，汪氏最多，鄭氏次之，楊氏最少。並非每篇皆有注釋，有的三家皆具，有的只有一兩家，還有部分只有原文，沒有注釋。

四、引用文獻

《溫疫論補注》引書除《溫疫論》和鄭、汪二氏的兩種《溫疫論補注》外，還引用了《黃帝內經》《傷寒論》《景嶽全書》《質疑録》《舒馳遠傷寒集注》等。楊氏非常推崇《景嶽全書》，在『應補諸症』篇中注曰：『餘於是遐思歷代醫家之書，無所偏倚者，其《景嶽全書》乎？學者讀《溫疫論》，可不先讀《傷寒論》及諸名家注，並讀《景嶽全書》乎？』個中原因除《景嶽全書》內容宏富外，還與楊氏曾系統整理過該書、熟悉該書有關。在認為《溫疫論》存在主觀局限性的地方，楊氏附以自身見解，給予補充發明，以求原汁原味闡發經旨。楊氏還提醒閱讀《溫疫論》時要仔細體悟，如『急症急攻論』篇注曰：『「急症」二字，所當細細體認，粗心人不可不知。』

五、學術特色

（一）重加編次，以類相從

吴有性《溫疫論》原著各篇編排隨意，後世對此頗有微詞。楊啟甲對其篇目重加編次，其『自序』曰：『編次叢脞處訂正之』。『後跋』亦曰：『論證治俱次第之。』如『下後』諸症，在《溫疫論》上卷零散分佈，楊氏將『下後脈浮』『下後脈反沉』『下後邪複聚』『下後身反熱』『下後脈反數』『下後間服緩劑』『下後反痞』『下後反嘔』等篇集中編排在一起，置於下卷，異於原著；又如將原處於上卷、分散的『奪液無汗』『奪氣不語』兩篇編排在一起，亦置於下卷；在『大便』『小便』之後編入『應下諸症』，原置於上卷，亦置於下卷。編目更加有條理，做到了以類相從、綱舉目張。

（二）改易原文，由晦變亮

為讓後人更好地理解原著，楊氏不惜將《溫疫論》原著中隱晦難懂的字詞大膽改寫、替換，使原書更加曉暢易懂，其『自序』曰：『將不亮句沉晦句借易之。』『後跋』亦曰：『至於《溫疫論》中晦句不亮句悉改易之。』如將《溫疫論》的『邪氣複聚』篇名改為『下後邪複聚』，這樣和前篇『下後脈反沉』、後篇『下後身反熱』題目風格保持一致；《溫疫論·原病》中『吾身之陽氣，因而屈曲，故為病熱』，此處『屈曲』該當何解？令人費解。《溫疫論補注·原病論》改為『吾身之陽氣，因為邪所遏，故病熱』。據實闡明了病機，令人豁然開朗。

（三）擇善而從，保留異說

楊氏著書原是認為《溫疫論》『詳於治三陽，略於治三陰』會導致『粗工惑之』，於是將其臨床經驗彙集成冊補注於後，但後來看到鄭重光、汪文綺的《溫疫論》抄本『已有三陰補注暢發治要』，於是『將拙補注削去，悉登鄭、汪補注於論中，以成全書』。可見楊氏學術胸懷寬廣，能見賢思齊、擇善而從。『後跋』曰：『宜攻宜補，集鄭、汪注辨明之，二君刻本，湮沒無傳。今得家外祖訂正此編，重集二注於後，真隔世之知己矣。』當然，汪時泰此語囿於見聞，不知鄭重光《溫疫論補注》有傳本，但汪氏著作確實已經湮沒無聞了，楊氏此書使得汪氏之論得以保存，嘉惠學林。

（四）自出機杼，闡發幽微

楊氏不僅改易原文、保留異說，使吴氏原著明白易曉，還自出機杼，闡發幽微，這是楊氏的最大成就，他不僅引經據典，還將臨床經驗補充於後。如『妄投寒涼藥論』篇楊注曰：『黃連雖有厚腸胃之說，性味苦燥，張景嶽駁之甚力。』張景嶽觀點見《景嶽全書·本草正·山草部·黃連》。楊氏還以臨床經驗來解吴說，如『似表非表似裹非裹論』篇楊注曰：『餘見一人，每感風寒，必作譫語，若不習知者，誤認為裹症，妄施攻下，寧有不殆耶？』『妄投補劑論』篇楊注曰：『餘自臨症以來，所見時疫陷入三陰者不少。』並指出讀吴書『萬勿泥其說』，如果沒有臨床經驗是不能有此說的。另外，還增補了不少方劑，如在『溫疫兼痢』篇後，楊氏補充了『佐關煎』『胃關煎』『六味回陽飲』等，其他篇目也有補充。

安徽中醫藥大學　張　雷

温疫論補註 上

增訂温疫論補註自序

周禮夏官方相氏掌蒙熊皮黃金四目元衣朱裳執戈揚盾帥百隸而時儺以索室敺疫誠以疫之傷人最厲也故又名曰厲疫業醫家可不深加討論哉漢末仲聖著傷寒論以救人疾病生民不幸其書

即罹兵火晋世王叔和僅得之讀者口授然
亦頗殘缺天意未喪治疫方法猶存傷寒
論中歷代諸賢鮮能深求幾千百年未死
于疫病者多矣有明吳又可先生出能窺
仲聖蘊奧著溫疫論功豈小補哉第惜其
詳于治三陽而畧于治三陰凡遇內陷症只

以急補峻補兩言而終粗工惑之往往不辨脉症不審虛實不計病已連臟未連臟不思另圖治法猶然指鹿爲馬議論風生拘執下法胆用承氣豈知臟病攻腑一劑下咽立刻變症大便一通而胃絶不食耶嗟嗟人之臟腑相連未有病邪能入腑不能入臟者未有病

邪能傷人之腑不能傷人之臟者何冒昧也張景岳曰雖古法云温疫在三陽者多三陰者少然亦不可拘泥若見陰症陰脉是即三陰症也大宜辨而治之斯言也余臨症愈多愈欽服焉向讀吳君之論竊不自揣將不亮句沉晦句僭易之編次叢脞處訂正之連臟

治法補註之發斑症採驗方附益之又見疫兼痢症醫家不論脉之虚實概用劉河間攻下法以殺之令併治痢四綱條分列後俾引而伸之觸類而長之不獨明于治疫兼痢法即治諸痢亦可無誤矣書成藏篋中嗣韋獲見鄭君在辛汪君藴谷温疫論抄本已有三陰補

註暢發治要于是將拙補註削去悉登鄭汪補
註于論中以成全書其所未言者仍附拙句于
末書成黄君戟堂見之欲付諸梓人余曰君
之心佛心也并書之以附於篇端
旹
大清道光二十年孟冬月新安休寧楊啟甲

麗南紫峯氏書于城西紅杏山莊

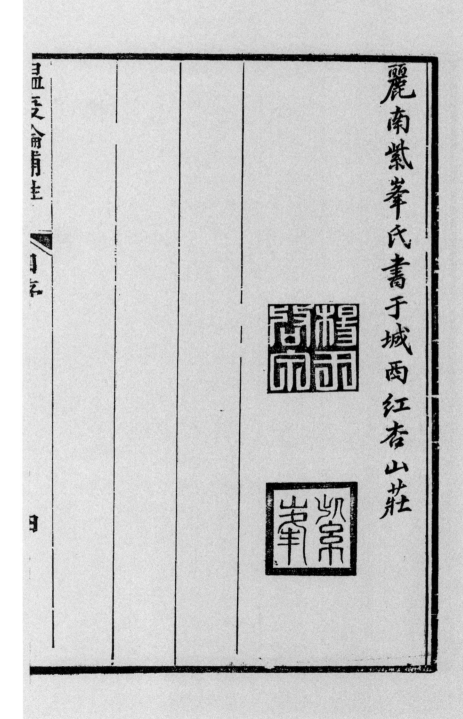

休邑縣前街文富堂鐫

麗南楊先生淵博士也年未三旬已垂意於科名性嗜醫自靈素傷寒以迄歷代名家書莫不考究今將八秩矣暇時猶持一編不釋手凡棘手疑難症投劑輒效而先生不矜奇不炫能余沐 先生

之教有年竊嘆　先生學問深入閫奧非庸手所能及庚子冬余見先生案頭有温疫增訂補註旁參高見以推闡古人之意其心思議論考核精純發古人未發之秘誠醫家之寶筏活人之妙術也

亟欲鐫梓適余有嶺南之遊暫藏
篋笥今秋返棹故里爰付梓人以公
同好庶幾　先生之苦心畧見一斑
且可為治溫疫者參增法門咸登
仁壽是則區區之意也夫

旹

道光二十一年歲次辛丑嘉平月月

鋤黄宗傑戟堂氏拜書於小

瑯環館

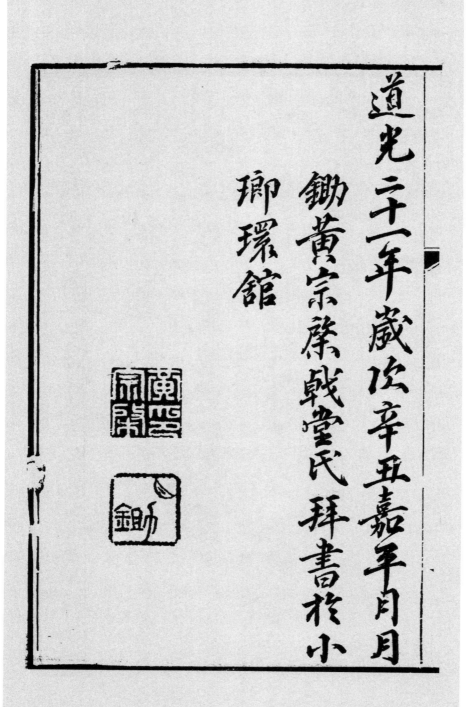

温疫論目録卷上

温疫論原序

夫温疫之爲病非風非寒非暑非濕乃天地間別有一種異氣所感其傳有九此治疫緊要關節奈何自古迄今從未有發明者仲景雖有傷寒論然其法始自太陽或傳陽明或傳少陽或三陽竟自傳胃蓋爲外感風寒而設故其傳法與温疫自是迥別嗣後論之者紛紛不止數十家皆以傷寒爲辭其於温疫症而甚畧之是以業醫者所記所誦連篇累牘俱係傷寒及其臨症悉見温疫求其眞傷寒者百無一二不知屠龍之藝雖成而無所施未免指鹿爲馬矣余初按諸家咸謂春夏秋皆爲温病

而傷寒必在冬時。然歷年較之。温疫四時皆有。及究傷寒。每至嚴冬。雖有頭痛身痛惡寒無汗發熱。總似太陽症至六七日失治。未嘗傳經。每用發散之劑。一汗而解。間有不藥亦自解者。並未嘗因失汗以致發黃讝語狂亂胎刺等症。此皆感冒膚淺之病。非眞傷寒也。傷寒感冒。均係風寒。不無輕重之殊。究竟感冒居多。傷寒希少。況温疫與傷寒感受有霄壤之隔。今鹿馬攸分。益見眞傷寒世所絕少。仲景以傷寒爲急病。倉卒失治。多致傷生。因立論以濟天下後世。用心可謂仁矣。然傷寒與温疫均急病也。以病之少者。尚諄諄告世。至于温疫多于傷寒百倍。安忍反置勿論或謂温疫之症仲景原別有方論歷年既久兵火湮没即傷寒論乃稱散亡之餘王叔和立方造論謬稱全書温疫之論未必不由此散亡明矣崇禎辛巳疫氣流行山東浙省南北兩直患者尤多至五六月益甚或至闔門傳染始發之際時師誤以傷寒法治之未嘗見其不殆也或病家誤聽七日當自愈不爾十四日必瘳因而失治有不及期而死者或有妄用峻劑攻補失序而死者或遇醫家見解不到心疑胆怯以急病用緩藥雖不即受其害然遷延而致死者比比皆是感之輕者尚獲僥倖感之重者更加失治枉死不可勝計嗟乎守古法不合

今病以今病簡古書原無明論是以投劑不效醫者徬徨無措病者日近危篤病愈急藥愈亂不死于病乃死于醫不死于醫乃死于聖經之遺亡也吁千載以來何生民不幸如此余雖固陋靜心窮理格其所感之氣所入之門所受之處及其傳變之體平日所用歷驗方法詳述于左以俟高明者正之　昔

崇禎壬午年仲秋月姑蘇洞庭吳有性書於淡淡齋

温疫論目錄

補註温疫名實引經析義上篇

鄭重光曰温疫世俗名時疰之統辭也其寔温熱與疫各異病也陰陽應象曰冬傷于寒春必病温金匱眞言曰藏于精者春不病温此温之因也李東垣曰春月木當發生陽以外泄腎水内竭孰爲滋養生化之源旣竭木何賴以生乎身之所存者熱也時强木長故曰温病此温之奥也仲景論曰太陽病發熱而渴不惡寒者爲温病若發汗已身灼熱者名曰風温風温爲病脉陰陽俱浮自汗出身重多眠睡鼻息必鼾語言難出若被下者小便不利直視失溲若被火者微發黄色劇則如驚癇時瘈

瘲若火熏之一日尚引日再逆促命期此温之見症與其治之失也刺熱論曰太陽之脉色榮顴骨熱病也榮未交曰今且得汗待時而已與厥陰脉爭見者死期不過三日其熱病內聯腎少陽之脉色榮頰前熱病也榮未交曰今且得汗待時而已與少陰脉爭見者死此經病連藏不連藏温熱病死生輕重之徵權也然總之與疫無涉何也葢温病得之冬不藏精其發感春夏温熱之氣然而由內達外其病機全責之腎治法全在救少陰是故仲景原論戒汗戒下戒火熏其義葢躍如也河間劉氏因其感温熱之氣特製辛凉諸劑然而風木乘强挾熱以銷腎

眞陰有立盡之象故自汗身重多眠鼻鼾諸症一一皆係在少陰凉膈之用治上不及下猶未盡洽仲景本旨且刺熱所論並逵與仲景相發足太陽膀胱腎府也其色脉已病矣而厥陰爭見則汲取無休足少陽膽肝府也其色脉已病矣而少陰爭見則滋養何出故風木得令而腎水先竭最是危候此東垣李氏所以踟躕顧慮惻然于絕其滋養生化之源者也凡此病機治法比之三焦傳染疫邪何啻霄壤又可吳君知疫病之非傷寒立論辨明而温之與疫猶統稱也因爲旁引經論辨明温症如此其疫症治法後辨致詳

汪文綺曰太陽傷寒初必惡寒發熱而不渴溫病言發熱而渴不惡寒者正別傷寒惡寒發熱而渴者不同也蓋溫病本于冬不藏精由內達外其症類傷寒而不可汗似時疫而不可下生死輕重之權關乎內發連臟之分滋陰壯水之法合乎素問長沙之旨治溫之法無過是矣奈何醫家不明此理妄投羌防麻桂之屬強發其汗不惟汗出不解而風藥多燥反耗津液灼熱愈甚且初熱即渴明係少陰裏症與太陽膀胱同時發病所以肝腎之陰為溫熱耗灼而風木乘虛搖搖內動矣斯時倘能用六味加麥冬童便之屬則風可息而熱可退若被下被火則風

勢愈熾肝木强暴腎水立涸直視失溲驚癎瘈瘲之症叠見而促命期矣故仲景當日救人之心念切痛風藥之誤人而不禁慨然曰發汗已身灼熱者名曰風温也吳靈稺云此風非外受之風因冬不藏精陰虛陽盛發動之機可名曰風又曰虛風益甚根本爲之動搖斯言深中風温之旨今讀鄭君斯論不惟温疫分別詳明而治温之法全在補救少陰可謂不易之說矣

孤身作客三千里
一日思家十二時
[illegible]

治疫論補論全書　卷上

補註温疫名實引經析義下篇

鄭重光曰。傷寒論辨脉篇云。寸口脉陰陽俱緊者。法當清邪中於上焦。濁邪中于下焦。清邪中上。名曰潔也。濁邪中下。名曰渾也。陰中於邪。必內慄也。表氣微虛。裏氣不守。故使邪中于陰也。陽中于邪。必發熱頭痛。項强頸攣。腰痛頸酸。所謂陽中霧露之氣。故曰清邪中上。濁邪中下。陰氣爲慄。足脛逆冷。便溺妄出。表氣微虛。裏氣微急。三焦相混。內外不通。上焦怫欝。藏氣相蒸。口爛食齗也。中焦不治。胃氣上衝。脾氣不轉。胃氣爲濁。榮氣不通。血凝不流。若衛氣前通者。小便赤黃。與熱相摶。因熱作使。遊于經絡出入臟府熱氣所過則爲癰膿若陰氣前通者陽氣厥微陰無所使客氣內入嚏而出之聲嗢咽塞寒厥相逐爲熱所擁血凝自下狀如豚肝陰陽俱厥脾氣孤弱五液注下下焦不闔清便下重今便數難臍築湫痛命將難全此非論傷寒蓋時疫從入之門形症之要傳變之體也叔和集傷寒論于散亡之餘故于此條盡衍病症二百六十一字而因首言寸口遂編入辨脉亦猶凡遇厥字收入厥陰非長沙公本旨也河間劉氏謂疫厲之別脉不浮者傳染也忌熱藥解表夫脉既不浮自非外感其云傳染即病氣相傳葛雍所謂近穢氣觸眞氣者也然則疫

之爲病叔和以爲異氣劉葛以爲傳染又可吳君以爲厲氣雖氣有天受有傳染總之則始于天行盛于傳染衰于氣化改革此時疫之大致也夫人鼻氣通于天口氣通于地親上親下邪從類感而中州都會必先受邪上行極而下下行極而上營衛漸通則病勢衰內外壅塞則邪方熾陰陽孤厥斯大命臨之此時疫喫緊宗旨也世俗多以疫邪所感同于寒暑六氣因于傷寒溫熱混同一治眞屬憒憒吳君斯論謂疫厲非風寒暑濕四時常氣之爲病乃別感戾氣邪從口鼻而入伏于膜原去表不遠附近于胃越出某經因現某經形症其傳有九統在表裏出

表斯順入裏爲逆可謂深悉病機適合仲景奧旨至其治法喫緊在達原一散乘疫初發破其伏結使邪從中潰出表汗解不至牽纏反復變生他患至于伏邪既潰則出表者解以斑汗入裏者解以吐下榮實斑解衛實汗解上衝怫鬱越而出之解以吐胃濁脾滯決而逐之解以下斑多吐少汗下爲常及乎失治臨病消息凡此綱領條目大經大法眞獨闢長沙秘奧而曲盡其精微于時疫一症葢卓乎名家矣西昌喻嘉言君甞引仲景本論剖晰世俗症名謂清邪中上發熱頭痛項强頸攣即大頭蝦蟇等病濁邪中下內慄足冷便溺裏急即絞腸軟脚等病邪

注中焦中焦不治胃中爲濁榮氣不通血凝不流即瓜瓤疙瘩等病然而上焦怫鬱亦或爲發頤牙疳榮衛熱壅輕則癰膿畜血且嘉言蓋引論于後而吳君寔闡發于前其識其力不較然遠哉所惜謂凡疫邪皆入胃府陰症罕有好用承氣其失詳辨在前序及後陰症罕有條註是在讀者臨症消詳活變耳茲因原書温疫統稱名實相混恐致時師眩惑故特各引經論剖晰其義如此夫温病得之冬不藏精時疫得之厲氣傳染一責少陰一責三焦病机治法風馬牛不相及吳君本論原爲三焦傳染熱滛時疫而發所著條下原無內經仲景厥少温症讀者但用以治三陽熱疫

萬舉萬當。倘遇内發連臟之候。自然別會長沙經旨。苟因名稱偶混。遂忘實症逈殊。亦奚可哉。要知吳君本爲疫著書。讀者亦祇還爲疫用。則思過半矣。

温疫論兩註實驗篇

汪文綺曰客有問于余曰時疫流行周遍四方閭門傳染醫藥治療百不一效而每多死亡其故何也余曰時疫者乃天地不正之厲氣與風寒暑濕不同其症最毒而最惡人生禀賦不齊有强弱虛實之分有老少長幼之別有無病有病之區有胎前産後之殊有體熱體寒之異而時疫所發惟此厲氣流散有一無二人在氣交之中强實所感不同于虛弱少長所感不同于老幼有病所感而不同于無病胎前所感而不同于産後體熱所感而不同于體寒共受天之厲氣見症各有所發醫家不明

此理一見惡寒發熱便用羌防柴葛梹朴查芽之屬投之不應便用白虎承氣之猛以致內傳入裏忽現三陰之症當此之際病家仍疑風寒食滯之重醫家猶不知前藥之非斯時束手無策惟思迎合病家之意而曰病勢危矣風寒一毫未除人事昏矣食滯一分未消參耆歸地萬不可服不若再進白虎承氣或冀同生于萬一嗚呼寒涼攻下體實服之可以得生體虛服之必致喪命況邪氣已陷三陰臟氣空虛元氣受敵譬之開門引寇已入內庭而猶拘閉門留寇之說未有不干人而干死者矣

余閱歷有年遍覽疫病諸書細玩吳君斯論謂疫病不同傷寒

而有似于瘧傳裏而大異于瘧乃感受不正厲氣從口鼻而入伏于膜原正當經胃交關之所浮越某經即顯某經之症傳變有九統在表裏待伏邪發作方有變症或從外解或從內陷外感則爲順內陷則爲逆可謂發前人所未發中病情而登仲景之堂矣奈何偏好承氣而不顧腎元之素虧陰症罕有而不思腎陽之衰弱未免白圭之玷讀是書者學吳君治三陽熱疫之法施之體實無不取效倘體虛而內陷傳陰之症又當細察鄭君補註之妙余生也晚敢議前賢無如體虛內傳入裏者最多而知補救厥少兩經者甚少推其致死之由槪泥于吳君三陽

熱疫爲治而不辨體有寒熱虛實之分是以一遇內陷之症無不立斃有令人目擊而心傷也余于此症初病體實者用達原飲加黑豆黃土之屬以解毒稍涉虛者用達原飲除草菓加當歸玉竹黑豆黃土之屬以解毒或但熱不寒嘔吐下利者用二陳湯加葛根穀芽扁豆黃土黑豆丹皮地骨皮麥冬生薑之屬逐陽明之毒邪而兼養胃氣或凜凜惡寒脇痛耳聾而壯熱不退者用柴歸麥冬貝母丹皮黑豆黃土童便之屬逐少陽之毒邪而急救陰血若遇腎陽素虛及四損不可正治者用補中益氣湯加黑豆黃土之屬養正以逐毒邪大約二三劑後專用救

陰之法。一則可以逐邪熱。而由內托外。俾邪從表解。一則滋水清火。而固裏禦寇。俾邪難內陷。若內傳亡陰。神昏舌枯舌短齒枯大便秘結等症。用六味湯合生脉散加童便之屬。以救枯涸之眞陰。若內傳亡陽。壁臥冷汗虛煩似狂撮空理線大便不固等症。用八味湯合生脉散或四逆湯人參養營湯之屬。以救垂絕之元陽。卽體實而熱邪傳裏。雖有痞滿燥實當下之症。仍宜細按脉之有力無力。舌胎焦黑起刺。喜飲凉水不輟。大便秘結不通。小便短赤濇痛。然後方用承氣下之。但亦百中之一二也。况舌黑有火極似水。有水來尅火二種。縱乾燥無津。多有用桂附而得生者。不可不知。以上諸法。此其大綱也。若節目之詳。又當會悟吳君全書而善爲變化耳。雖然。余更有一說焉。初病浮越在太陽經。頭痛身痛項強發熱者。菊花能解疫。柴葛不可與。麻桂大所禁。浮越在陽明經。無寒壯熱。目痛鼻乾不眠者。葛根可與。柴胡非所宜。浮越在少陽經。惡寒壯熱。脇痛耳聾嘔惡。及婦人熱入血室者。柴胡可與。葛根非所宜。且此症多感于肝腎空虛之人。浮越在三陽。既耗陰血。恐乘虛入厥少兩陰受虧。考之古方而驗之今病。不若專用六味合甘豆湯。更爲治疫病初發之聖藥也。余也惟師吳君之法。而不盡用其方。師吳君之意而不盡用其藥。重加補註。附于篇末。揣一得之見。以補鈌畧。或爲生人之小補也。嗟乎。子今日聞余之言。當恍然大悟。卽後之讀吳君斯論。而觀余補註。有知我者其在斯乎。有罪我者其在斯乎。

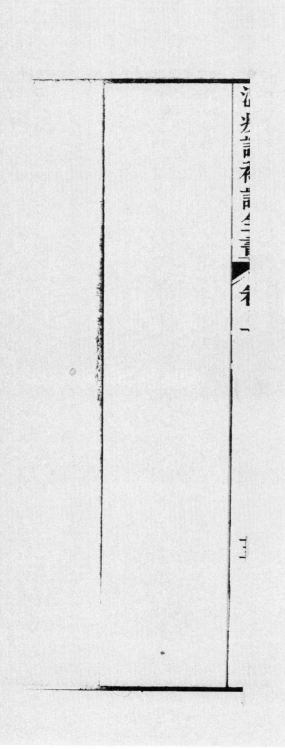

温疫論兩註實驗續篇

汪文綺曰。今夫人生何不幸而遭疫病之厄也。遭疫病之厄而不知救疫之法。誤用治疫之藥。不惟疫不可救。適足以助疫而爲虐。是眞人生之大不幸也。嗚呼慘矣。余熟讀疫病書得半解。又閱歷數十載。見某某用表散不效不可以救疫也。某某用寒涼不效。不可以救疫也。某某用攻下不效。不可以救疫也。於是朝㕘夕考。恍然大悟。因立三法以救疫。而萬舉萬當。其法惟何。曰救陰救陽救脾胃而已。蓋疫毒之熱從口吸入則胃受之。從鼻吸入則膜原受之。營衛往來之道。忽遇外入乖戾之氣。以爲巢穴刻不容留勢必急于攻擊內則邪正交爭外則寒熱長矣醫家一見此症表藥在先寒藥在後自謂不易之法不知氣血被疫熱耗傷更遭藥味剝削正愈虛而邪愈盛是逐邪之藥反助邪矣達表之藥反內陷矣斯時惟投救陰之藥可以固裏而助營衛之正氣可以益陰而逐疫毒之邪熱是救陰有利于初病者然也如五六日以上誤汗誤下津液枯而陰血耗救陰之藥如六味之屬可以回元氣而生腎水可以退邪熱而存津液是救陰又利于誤治者然也若體素虛寒初受疫邪投以清散不啻砒石之烈投以救陰不勝滋潤之寒斯時先用補中益

氣湯可以升清而驅疫毒之戾氣可以實裏而壯營衛之正氣是救陽有利于初病者然也如五六日以上誤汗誤下臟氣寒而元陽敗救陽之藥如八味之屬可以補眞氣而生命火可以逐疫毒而固厥少是救陽又利于誤治者然也雖然救陰救陽法固善矣而尤要于救脾胃以駕馭乎其間誠以人生全賴穀氣以資生疫病全賴穀氣以克敵卽體實受邪調胃承氣亦存胃氣之微旨陰虛受邪壯水生津乃養胃氣之妙法陽虛受邪脾胃易虧既用回陽返本而益元亦宜溫中培土而養胃卽初病嘔吐下利雖云邪熱爲害實由脾土本虧救胃之藥更不可

缺況營衛之氣資始于腎資生于胃値此疫傷氣血之時當急進糜粥胃藥者而反以爲迂遠忌進淸涼表汗者而反以爲合宜安有不陷三陰而現厥少之惡候乎內經曰營者水穀之精氣衛者水穀之悍氣又曰得穀者昌絶穀者亡脉經曰四時百病胃氣爲本疫熱初發卽惡飮食傷胃尤甚殺人尤速司命者能變化于救陰救陽藥中而善用之斯稱上工之良手矣

補註瘟疫論發斑證治驗篇

楊啟甲曰。温疫發斑。吳君篇内只有一承氣。奚足以盡其變哉。至於舉斑湯。亦第補救大下受傷之劑。並非治斑正方。舉一廢百。何其疎畧乎。夫斑證總由邪毒不解而然。如當汗不汗。則表邪不解。當下不下。則裏邪不解。當清不清。則火盛不解。當補不補。則無力不解。或下之太早。則邪陷不解。或以陽證誤用温補。則陽亢不解。或以陰證誤用寒凉。則陰凝不解。凡邪毒不解。則直入陰分。鬱而成熱。乃致液涸血枯。斑見肌表。此實毒熱固結。營衛俱劇之證也。鄭君曰采名家方治。以補不及。是矣。然以余臨症所見猶似未備謹將數十年來治驗諸法諸方重補集中以爲治斑之助按發斑證以發出爲主然斑之不出有五一曰表鬱寒邪二曰積熱火閉三曰內傷冷飲四曰食滯中焦五曰痰窒中脘若外欝表邪散表則斑出裏壅邪熱清裏則斑出內傷冷飲溫中則斑出食滯中焦消食則斑出痰凝中脘化痰則斑出此始發之工夫也旣出之後若斑痕不退又要看何症何因表邪尚在者發表則斑化熱結在裏者清熱則斑化內傷冷飲者溫中則斑化食滯中焦者消食則斑化痰凝中脘者豁痰則斑化便閉不通腹實脹滿者行大便則斑化今之治斑初起

但知升提曰發之邪知斑滯不出證因多條夫發斑用升發忌苦寒人知之也化斑用升發忌苦寒人不知矣化斑而用苦寒忌升發人知之也化斑而用消導忌苦寒人不知矣至於寒飲抑遏食滯痰凝症外之兼症所當先治人人忽之矣夫傷寒從表傳裏邪熱斂結於腸胃者當立下法今斑症疫邪自腸胃而發於外熱邪散漫體中不肯斂結於腸胃故但立發表淸裏二法不立承氣下行之方或遇大便不通立當歸大黃湯曰傷寒熱在氣分可用承氣斑證熱在血分濕火傷血大便挾熱下利用黃連芍藥湯燥火傷血大便閉結用當歸大黃湯此論雖發

前人之未發。然亦淺而易明也。更有熱病發狂。誤食暈腥血肉。稠粘膠固。與邪熱斑毒結紐不解。脣口焦裂。口臭牙浮。渴不消水。煩熱昏沉。最難醫治。用保和散冲竹瀝蘆根汁。潤燥消導不愈。用乾葛石膏治之。脣口燥裂。身熱不減。用潤腸丸順之。譫語愈甚。夫保和散但能消穀食痰涎。不能消暈腥血肉之油膩。乾葛石膏但能清陽明氣分無形之熱。不能清陽明血分有形之積熱。承氣順腸但能解下部大腸燥熱之結。不能解上焦胃家稠粘濕熱之結。是以膏粱厚味積熱上冲。常有脣焦口爛。牙齦潰腐。口臭口疳之症。今不用乾葛石膏而用升麻清胃湯。重加查肉略佐砂仁少許以行生地之滯宣發陽明血分積熱實有苦心以熱病與斑痧誤食葷腥者必死故發此死中求活之法總之斑毒症皆陽明積熱所致以其熱極血分故現紅點古人用升葛湯於初熱時發斑人人知也以升麻清胃湯繼後化斑人所不知也至以清胃湯重加查肉以救葷腥所傷佐砂仁行滯宣發腸胃血中伏熱又法外之法夫脣焦口燥渴而引飲熱在氣分發渴之證用乾葛石膏人人知也脣焦口燥渴不消水脉大不數之證不用葛膏而用消導之法則不知矣至於斑毒內結脣焦口燥熱在血分不渴之證用升麻清胃湯清陽明血

分之熱人都不知也夫斑毒疹痘初起用升葛湯要知妙與白芍同用則能宣發血中伏火初起不用清胃湯者以升麻同生地川連則凉血太過今用於末後化斑無化早之患此於升麻紫草化毒湯中參化出來又古人以犀角地黃湯治陽明血熱之鼻衄以犀角化陽明血熱之藥同解陽明血熱之毒故升麻可代犀角然犀角地黃湯濃重但宜於滋陰症中若以化斑論之則石膏知母芩連偏於凉氣失於凉血犀角地黃偏於滋陰失於凝滯不若升麻清胃湯輕清凉血且發且化又與升葛湯節次相承之妙也故余補註難用犀角以升麻易之惟不忌疑

滯者犀角地黃湯亦可用也張景岳云凡治發斑須察表裏如温疫不解熱入血室舌焦煩熱發斑者犀角地黃湯內外諸熱陽明狂躁大渴發斑者白虎湯或加人參陽毒赤斑狂言見血者陽毒升麻湯疫癘發斑大熱而躁者三黃石膏湯火鬱於經寒邪不解脈仍滑而發斑者一柴胡飲陽明外邪陽毒不解者升麻湯脾腎本虛外邪不解而發斑者五柴胡飲陽明表邪不解温熱發斑者柴胡白虎煎疫熱毒盛咽痛發斑者元參升麻湯陰虛水虧血熱發斑者玉女煎陰虛血燥大熱大渴發斑者歸葛飲內虛外實陰盛格陽發斑者大温中飲太陽陽明惡熱

大便閉結邪毒在腑發斑者調胃承氣湯本非陽證妄用寒涼者毋令人泄瀉邪陷不解者大溫中飲理陰煎凡寒毒爲斑則此可見使內托無力則此毒終無出期日深日甚難乎免矣又曰凡疫證足冷耳聾煩悶咳嘔者便是發斑之候余嘗見發斑一證方藥誤投者不少因詳申治法於前復集景岳論治於篇末是在讀者臨證消息活變耳

余治一六歲小兒身發淡紅斑點而面部全無每日早晨行動如無病日將午時則僵卧於床如是已半月矣耑科皆不出升葛湯加減愈醫愈甚且不欲食矣問余是何病思之半

晌乃日頭面爲六陽部位斑不上頭面而色淡紅午前不僵
卧交午則僵卧得毋陰斑乎必欲邀診脈見虛絃按之甚微
乃用温補一劑身已柔和三劑斑消如失經曰陰旺於陰此
之謂也此症不常有因附錄之以廣見聞

補註温疫兼痢證治驗篇

楊㪣甲曰。內經云。陰陽者天地之道也。萬物之綱紀。變化之父母。生殺之本始。神明之府也。治病必求其本。觀吳君疫兼痢症以梹榔順氣湯爲一舉兩得之方。心甚疑焉。及再三讀之。乃知專指陽熱之實證言也。汪君云。疫病下後昏沉。傳三陰之危證。痢病下後耗元。變呃逆之險證。若兼發熱而渴。腹滿而嘔。是痢之最重者。世人虛多實少。醫又喜攻惡補。不識養正邪自退之法。殺人之禍。正在此方乎。余補註詳將痢之爲病申明之。夫痢之爲病。其綱有四。曰陷邪。曰秋躁。曰時毒。曰滑脫。四者痢之大綱也。所謂陷邪者。六經之邪。陷入而爲痢。治法仍從六經之例。然而陷邪亦由脾虛。藥中當以黃芪白术半夏砂仁理脾開胃爲主。再看兼見何經之証。即加何經之藥。於其間合而治之。若兼見太陽。風傷衛。主桂枝。寒傷營。主麻黃。兼見太陽腑證。仍兼五苓。陽明表證兼見。加葛根。陽明腑證兼見。察其淺深而斟酌於白虎承氣諸法之中。兼見少陽。表用柴胡。裏用黃芩。太陰虛寒之證。附子理中。少陰協水而動者。溫經回陽。純陰無陽之證。溫經止泄。陰陽錯雜之症。寒熱互用。陰陽并驅。凡此六經陷邪。以六經之法。合而用之。無不立應。 又有鶩溏一證。常見陷邪之中。法屬太陰臟寒。主用黄芪白术附子肉桂芡實乾薑等藥。溫經散邪。以止其泄。秋燥者。秋分之後。燥金主氣之時。涼風漸起。暑氣退而濕氣收。天氣清而土氣燥。於斯時也。人皆爽慧。起居咸康。然而天道靡常。時有不正之氣。混入清肅之令。轉見暴熱流行。謂之秋燥。人感之而爲燥病。其燥上侵於肺。則乾咳失音。咽痛心煩。膚無潤澤。法宜玉竹蔞仁天冬桔梗雞子白。其燥下侵於腹。則腹痛下利。裏急後重。皮毛焦槁。索澤無汗。心煩咽乾。法宜生地阿膠桔梗蔞仁雞子黄。燥與火不同。火爲實証。熱盛陽亢。身熱多汗。法宜苦寒。奪其實而瀉其熱。燥爲虛症。陰虧失潤肌膚燥法宜甘寒養其陰而潤其燥然又與陷邪之脾虛者不同脾虛爲寒濕宜温補秋躁爲陰虧宜清潤至於黃芪白朮半夏砂仁等藥不可用也○時毒者時氣流行延門合戸觸而爲痢瘟疫兼痢一人患之非延門合戸之時毒也所以梹榔順氣湯不可誤用外見心煩惡熱口臭氣粗渴欲飲冷腹滿攪痛鼻如烟煤肛門似烙乃熱毒內攻臟腑有立壞之勢急宜三黃陡進以救內焚加桔梗開提肺氣宣其壅而舉其陷腹痛自止熱毒去而厲疫消下利自愈此症腹痛乃肺氣爲火熱所逼陷入腹中壅滿過甚而爲攪痛其與虛寒腹痛者不同虛寒者腹不滿喜手按摩法宜温補重

用芪术桂附砂半椒薑等藥火熱內壅者其腹滿不喜熱手按摩芪术温補等藥毫不可犯即如陳皮木香川朴等藥皆不可用惟有桔梗開提一法投之立應芪术等藥立殺之矣○滑脱者由病後久虛脾胃土敗腎陽衰乏中氣下陷而為滑脱法宜大補元氣扶陽固腎理脾健胃更加濇以固脱方用人參鹿茸附子肉桂炮薑半夏砂仁芡實山葯故紙益智蓮子肉大劑多服俾令陽回陰消脾胃強健腎氣收固元氣大復滑脱自止

按痢門諸書俱不分明用法即嘉言法律中之痢疾論可謂詳哉其言之矣然於治痢之道亦未能曲盡無遺今分為四綱照

然挈出。若能審脈辨證。融會變通。以施治療。於治溫疫兼痢證何有。

温疫論補註卷上

姑蘇吳有性又可甫著

休寧鄭重光在辛補註

休寕汪文綺蘊谷重註

休寕楊啟甲麗南訂正增註　受業外孫汪時泰春溥校

休寕黄宗棨戟堂氏甫授梓

原病論

病疫之由昔王叔和云凡時行者春時應煖而反大寒夏時應熱而反大涼秋時應涼而反大熱冬時應寒而反大温此非其

時而有其氣是以一歲之中長幼之病多相似者指以爲疫余論則不然夫寒熱温凉乃四時之常因風雨陰晴稍爲變易亦天地之常事未必成疫也傷寒與中暑感天地之常氣疫乃感天地之厲氣在歲運有多少在方隅有輕重在四時有盛衰此氣之來無論老少强弱觸之卽病邪自口鼻而入則其所客內不在臟腑外不在經絡舍於伏膂之內去表不遠附近於胃乃表裏之分界是爲半表半裏卽內經所謂横連膜原是也胃爲十二經之海十二經皆都會於胃故胃氣能敷布於十二經中而營養百骸毫髮之間靡所不貫凡邪在經爲表在胃爲裏今

在膜原正當經胃交關之所故爲半表半裏其熱淫之氣浮越於某經卽顯某經之症如浮越於太陽則頭項痛身熱脊強腰痛如折發熱惡寒身體痛脉浮緊如浮越於陽明則身熱目痛眉稜骨痛鼻乾不眠脉洪長如浮越於少陽則脇痛耳聾寒熱嘔而口苦咽乾目眩脉洪數大槪邪越太陽居多陽明次之少陽又其次也邪之所着有自天受之有傳染受之所感雖殊其病則一凡人口鼻之氣通乎天氣本氣充實邪不能入本氣虧虛呼吸之間外邪因而乘之昔有三人冒霧早行空腹者死飲酒者病飽食者不病疫邪所着又何異耶

汪云疫邪所中皆因本氣先虧空腹者死乃正不勝邪飽食者不病乃邪無由入即感邪之後亦必惓惓以正氣爲主正氣盛雖邪毒所侵不過在三陽之經爲害亦淺若受邪極重而内臟堅固决無陷入三陰喪命之理吳君云本氣充實邪不能入本氣虧虚外邪乘之治疫病者其可不知養正邪自退之旨乎

楊敵甲曰凡診病者必當先察元氣爲主而後求疾病養正邪自退指内臟不堅固者言也當須識此勿令誤也

其感之深者中而即發淺者邪不勝正未能頓發或因飢飽勞

傷。憂思氣怒。正氣受傷。邪氣始張。營衛運行之機。乃爲邪所阻。吾身之陽氣。因爲邪所遏。故病熱。其始也。格陽於內。不及於表。故先凜凜惡寒。甚則四肢厥逆。陽氣漸積。鬱極而通。則厥回而中外皆熱。至是但熱而不惡寒者。因陽氣之通也。此際應有汗或反無汗者。存乎邪結之輕重也。即便有汗。乃肌表之汗。若外感在表之邪。一汗而解。今邪在半表半裏。表雖有汗。徒損眞氣。邪氣深伏。何能得解。必俟其伏邪漸潰。表氣潛行於內。由膜原以達表。振戰止而復熱。此時表裏相通。故大汗淋漓。邪從汗解。此名戰汗。當即脈靜身凉。神清氣爽。此由汗而解者。即不藥亦自愈也若伏邪未潰所有之汗不過衛氣暫通熱亦暫減逾時復熱矣其午後潮熱者至是鬱甚陽氣與時消長也自後加熱而不惡寒者陽氣之積也其惡寒或微或甚者因其人之陽氣盛衰也其發熱或久或不久或晝夜純熱或黎明稍減者因感邪之輕重也疫與瘧彷彿但瘧不傳胃惟疫乃傳胃始則凜凜惡寒既而發熱又非若傷寒發熱而兼惡寒也

汪云瘧發寒慄鼓頷伸欠乃作有常期而寒熱相均熱退人爽而脉靜不數此得之暑邪中在少陽界限入與陰爭則寒出與陽爭則熱不似疫病無伸欠寒慄鼓頷之狀且寒短熱

長熱退脉仍急數而人倦者也又有間日疫病與瘧相似亦無呵欠戰慄等症其寒亦不過片時而壯熱如烙天明方退至八九日上漸傳昏憒以此而辨別疫瘧其各不同者顯然矣

至於伏邪發作方有變症其變或從外解或從內陷從外解者順從內陷者逆

汪云內陷之故由主氣之弱既謂內陷爲逆則當先補主氣俾臟腑堅實邪不能入方爲盡善舉世醫家明知內陷之險而用藥反投攻伐助邪爲虐正氣愈虛邪氣愈熾必危之道

也。

更有表裏先後不同。有先表而後裏者。有先裏而後表者。有但表而不裏者。有但裏而不表者。有表裏偏勝者。有表裏分傳者。有表而再表者。有裏而再裏者。從表解者。或發斑。或戰汗。狂汗。自汗。盜汗。從裏傳者。有胸膈痞悶。心下脹滿。腹痛。燥結。便秘。熱結旁流。協熱下利。嘔吐。惡心。譫語。唇焦。舌黑。胎刺等症。因症而知變。因變而知治。此言其大畧也。詳見後諸條

雜氣論

日月星辰。天之有象可覩。水火土石。地之有形可求。昆虫草木

動植之物可見寒熱温凉四時之氣往來可覺至於山嵐瘴氣嶺南毒霧咸得地之濁氣猶或可察而惟天地之雜氣種種不一無所可求無象可見其來無時其着無方衆人觸之各隨其氣而爲諸病焉或時衆人發頤

汪云發頤一症責在少陽疎表清解無不立愈但有一種肝腎虚寒之人感觸此症醫投甘桔蒡翹之屬服下耳後全消反走至少陽之處睪丸腫痛此少陽與厥陰相爲表裏經脉相通因清凉傷正邪乘虚入而内傳也法宜桂枝合理中湯加當歸小茴之属以補中温散甚則用八味歸芍湯加人參

方保無虞若時疫遺毒發頤因俗醫混加汗下誅伐太過氣血大虧究竟所感之邪鬱而不泄發爲癰腫素問所謂營氣不從逆於肉理是也此時急用大劑參耆歸朮熟地枸杞之屬以補元氣庶可起發收功若用翹蒡芩連皀刺之類去生遠矣如果係實火之人邪鬱不解脉實有力非大劑辛涼及石膏不可然此種亦希少也余見時疫多患遺毒誤治而亡

吳君鈌畧治法附此以補未備

或時衆人頭面浮腫俗名大頭瘟是也或時衆人目赤腫痛或時衆人嘔血暴下俗名瓜瓤瘟探頭瘟是也或時衆人咽痛音

啞。俗名蝦蟆瘟是也。或時眾人瘿痎。俗名疙瘩瘟是也。或時眾人瘧痢。或為痹氣。或為痘瘡。或為斑疹。或為瘡疥疔腫。其病種種難以枚舉。大約偏於一方。延門合戶。眾人相同者。即雜氣為病也。蓋當其時適有某氣專入某臟腑某經絡。或為之症也。此病不可以年歲四時拘。蓋非五運六氣所即定者。是知氣之所至無時也。或發於城市。或發於村落。他處安然無有。是知氣之所着無方也。疫氣者亦雜氣中之一耳。但有甚於他氣。故為病頗重。亦名之為厲氣。雖有多寡不同。然無歲不有。至於瓜瓤瘟疙瘩瘟。緩者朝發夕死。急者頃刻而亡。此又諸疫之最重者。幸而百十年來間有之不可以常疫並論也至於發頤咽痛目赤斑疹之類其時偶有一二人所患者雖不與衆人等然考其症與某年某處衆人所患之病纖悉相同治法無異此即當年之雜氣但目今所鐘不厚所患者少耳此又不可以衆人無有斷爲非雜氣也況雜氣爲病最多而舉世皆誤認爲六氣即如誤認爲風者如大麻風鶴膝風痛風歷節風中風腸風癘風癇風之類概用風藥未嘗一效實非風也皆雜氣爲病耳至又誤認爲火者如疔瘡發背癰疽瘇氣毒流注流火丹毒與夫發斑痘疹之類以爲痛癢瘡瘍皆屬心火投芩連梔栢未嘗一效實非

火也。亦雜氣之所爲耳。至於誤認爲暑者、如霍亂吐瀉瘧痢暴注腹痛絞腸痧之類。因作暑症治之。未嘗一效。與暑何與焉。至於一切雜症無因而生者。並皆雜氣所成也。第雜氣來而不知。感而不覺。僅向風寒暑濕之氣求之。是既錯認病原。未免誤投他藥耳。劉河間作病原式。蓋祖五運六氣。謂百病皆原於風寒暑濕燥火。實不知雜氣爲病。更多於六氣爲病者百倍。蓋六氣有限。現在可測。雜氣無窮。茫然不可測也。專務六氣。不言雜氣。爲能包括天下之病情歟。

楊敬甲曰。吳君所指誤認者。共有二十七症。投本症藥。未嘗一效不知當用何藥始得耶愚意欲治此等疾先當於司天在泉主氣客氣間氣六十年天時民病以及剛柔失守三年化疫等說中求之而更叅觀天時之旱潦歲序之豐凶人身之强弱虛實仍不離本病之方而更叅以因時制宜之藥其庶幾乎

辨明傷寒時疫論

或曰子言傷寒時疫有霄壤之隔今用三承氣桃仁承氣抵當茵蔯諸湯皆傷寒方也既用其方必同其症子何言之異也曰夫傷寒必有感冒之因或單衣風露或冒雨入水或臨風脫衣

或當簷洗浴。隨覺肌膚凛慄。既而四肢拘急。惡風惡寒。然後頭痛身痛。發熱惡寒。脉浮而數。脉緊無汗爲傷寒。脉緩有汗爲傷風。至於時疫初起。原無感冒之因。忽覺凛凛。以後但熱而不惡寒。然亦有因所觸而發者居多。促而發者。十中之一二耳。傷寒投劑。可一汗而解。時疫發散。雖汗不解。傷寒不傳染於人。時疫能傳染於人。

汪云。傷寒乃感風寒之邪。從毛竅而入。一人受之。他人無恙。不見傳染。時疫乃異氣之邪。從口鼻而入。一人始之。衆人繼之。多見傳染。吳君以傷寒時疫別爲兩途。適不相侔。洵屬不刊之論矣。余治四時外感症。傳染居多。可見世俗所謂傷寒者。皆天行疫病也。指鹿爲馬。誤人不小。幸將是篇而熟讀之。傷寒之邪。自毫竅而入。時疫之邪。自口鼻而入。傷寒感而即發。時疫感久而後發。傷寒汗解在前。時疫汗解在後。傷寒投劑可使立汗。時疫汗解俟其內潰。汗出自然。不可以期。傷寒解以發汗。時疫解以戰汗。傷寒發斑則病篤。時疫發斑爲外解。

汪云。傷寒之邪。由外入內。熱邪耗灼。血液枯涸。劇於胃爛。斑現藍紫。故病篤。時疫之邪。由內達外。衛氣疎通。留伏血分之邪。裏無所容。透出肌表。斑發紅紫。故邪解。特傷寒時疫斑發俱有虛實全憑脉之有力無力爲辨如陽熱發斑脉洪大數實有力者大承氣湯黃連解毒湯皆爲必用之藥若腎陰素虛脉數大無力或細數無力者宜用六味歸芍湯加麥冬童便金汁梨汁之屬方爲穩當至於陰斑淡紅稀少類於蚊跡脉散大或沉細宜用附子理中湯人參八味湯人參養營湯投之庶救一二也

傷寒感邪在經以經傳經時疫感邪在內內溢於經經不自傳傷寒感發甚暴時疫多有淹纏二三日或漸加重或淹纏五六日忽然加重傷寒初起以發表爲先時疫初起以疎利爲主種

種不同其所同者傷寒時疫皆能傳胃至是同歸於一故皆用承氣輩導邪而出要知傷寒時疫始異而終同也但傷寒之邪自肌表一逕傳裏如浮雲之過太虛原無根蒂惟其傳法始終有進而無退故下後皆能脫然而愈時疫之邪始則匿於膜原根深蒂固發時與營衛交併客邪經由之營衛未有不被其所傷者因其傷故名曰潰然不潰則不能傳不傳邪不能出邪不出而病不瘳然時疫多有未能頓解者蓋疫邪每有表裏分傳者一半向外傳則邪留於肌肉一半向內傳則邪留於胃腑邪留胃腑故裏氣結滯裏氣結表氣因而不通于是肌肉之邪不

能卽達于肌表下後裏氣一通表氣亦順而鬱于肌肉之邪方能盡達于肌表或斑或汗然後脫然而愈傷寒下後無有此法雖曰終同及細較之而終又有不同者矣或曰傷寒感天地之正氣時疫感天地之戾氣氣既不同俱用承氣何藥之相同也曰風寒疫邪與吾身之眞氣勢不兩立一有所着氣壅火積氣也火也邪也三者混合失其本來眞面目與之俱化爲邪矣但以驅逐爲功何論邪之異同也譬如初得傷寒爲陰邪主閉藏無汗傷風爲陽邪主開發多汗始有桂枝麻黃之分原其初感而未化也傳至少陽並用柴胡傳至胃腑並用承氣至是亦無

風寒之分矣推而廣之是知疫邪傳胃亦同治法

氣盛衰論

疫氣盛行之年所患皆重最能傳染人皆知其爲疫至于微疫反似無有蓋毒氣所鍾不厚也疫氣衰少之年間里所患者不過幾人且不能傳染時師皆以傷寒爲名不知者固不言疫即知者亦不便言疫然則何以知其爲疫蓋脉症與盛行之年纖悉相同至於用藥取效毫無差別是以知疫邪常年不斷四時皆有但有多寡輕重耳疫氣不行之年亦有微疫衆人皆以感冒爲名實不知爲疫也設用發散之劑雖不合病然亦無大害

抑知疫之愈。實非藥也。即不藥亦自愈。至有稍重者。誤投發散。其害尚淺。若誤用補劑及寒凉。反成痼疾。不可不辨。

汪云補劑可以救疫病于垂危。但分虚實耳。焉有補劑成痼疾之理。即疫病體實脉實。寒凉亦宜用也。

楊啟甲曰。吳君論疫。毎多詞不達意之句。賴鄭汪兩君補註。始能盡美盡善。當熟讀而深思之。

知一論

邪之着人。如飲酒然。凡人醉則脉必洪數。氣高身熱。面目俱赤。乃其常也。及言其變。各有不同。至論醉則一也。但解其酒。諸態如失凡受疫邪始則晝夜發熱日晡益甚頭痛身痛舌上白苔漸加煩渴乃衆人之常也及言其變各自不同或純純發熱或發熱而兼凛凛或先凛凛而後發熱或先惡寒而後發熱或先一日惡寒而後發熱以後卽純純發熱或先惡寒而後發熱以後漸漸寒少而熱多以至純熱者或晝夜發熱者或但潮熱餘時熱稍緩者又或嘔或吐或咽喉乾燥或痰涎湧盛者有從外解者或戰汗或狂汗自汗盜汗或發斑有內傳者或胸膈痞悶或心腹脹滿或心痛腹痛或胸脇痛或大便不通或前後癃閉或協熱下利或熱結旁流有嘔逆者有嘔吐噦者喘嗽者有蚘

厥者有浮腫者有善怒者有黄胎黑胎者有口燥舌裂者有舌生芒刺舌色紫赤者有鼻孔如烟煤者有發黄發疹及畜血吐血衂血大小便血汗血嗽血齒衂血者有發頤疙瘩瘡者有首尾能食者有絶穀一兩月者有潛消者有無故最善反復者有愈後漸加飲食如舊者有愈後飲食勝常二三倍者有愈後退爪脱髮者至論惡症口噤不能張昏迷不識人足屈不能伸唇口不住掀動手足不住振戰昏迷時眼皮自動抽扯如中風狀直視上視圓睜目瞑擠眼口張不語聲啞舌强舌短狂走狂語呼號詈罵毆打笑哂遺尿遺糞項强發痙脉厥體厥手足俱癱

筋惕肉瞤循衣摸床撮空理線等症種種不同因其氣血虛實之殊臟腑稟賦之異更兼感重感輕之别考其症候各自不同至論受邪則一也第逐其邪諸症如失所謂知其一萬事畢此之謂也

汪云吳君謂氣血虛實不同受邪則一邪盡諸症如失等語蓋逐邪有二法有攻之而邪盡有補之而邪盡以氣血各人不同有能勝邪者有不能勝邪者勝邪者攻邪爲先不能勝邪者補正爲急補正卽逐邪之妙法世人能知者鮮矣

以上止舉一氣因人而變有歲氣稍不同者有其年衆人皆從

自汗而解者有其年衆人皆從戰汗而解者有其年衆人皆從斑疹而解者此又因氣而變餘症大同小異皆疫氣也更又有雜氣爲病一氣自成一病毋病各又因人而變推而言之其變不可勝言矣醫者能通其變方爲盡善

傳變不常論

疫邪爲病有從戰汗自汗盜汗狂汗而解者有自汗淋漓熱渴反甚終得戰汗而解者有表以汗解裏有餘邪不因他故越三五日前症復發者有無汗竟傳入胃者有胃氣壅鬱必因下乃得戰汗而解者有發黃因下而愈者有發黃因下而斑出者有

[illegible]冬令

竟從發斑而愈者有先有汗旋繼以疹疹愈後旋又大汗而解者有身痛頭痛微惡食惡寒而即發斑斑愈後而症益加重却始終不熱者有裏症急雖有斑非下不愈者有局外之變者男子適逢淫慾或平素下元空虛邪熱乘虛陷于下焦氣道不通以致小便閉塞少腹脹滿每至夜即發熱以導赤散五苓散五皮飲之類分毫不效得大承氣一服小便如注而愈者或素有他病一隅之虧邪乘宿昔所損而傳者如失血崩帶經水適來適斷心痛疝氣痰火喘急凡此皆非常變大抵邪行如水惟注者受之傳變不常皆因人而使凡因疫而發舊疾治法無論某

閲至今

經某病但治其疫而舊病自愈

注云男子適逢淫慾或下元空虛邪熱乘虛下陷小便閉塞少腹脹滿夜即發熱導赤五苓五皮尚恐傷元何敢妄用承氣以虛其虛至于素有他病邪乘所損而傳如失血崩帶因疫而發舊病亦宜從四損不可正治之例豈有只知治疫而不顧舊病者耶

陰症世間罕有論

傷寒陰陽二症方書皆對待言之凡論陽症即繼陰症讀者隨以爲陰陽二症世間均有之病所以臨診之際先將陰陽二症

在於腑次往來惆憪誤揣甚有不辨脉症但窺其人多啇少艾或遂在妓家或房事後得病或病至遂行房醫問及此便疑爲陰症殊不知疫病之將至雖僧尼寡婦室女童男曠夫閹宦勢不得免與房慾何與焉卽使當慾後感疫不過身體虛怯較壯者爲難治耳到底終是陽症與陰症何與焉況時疫原非受寒安得有陰症似陽症而陽症似陰者無日無之葢不論傷寒與瘟疫傳入胃家陽氣內鬱不能外布卽便四逆所謂陽厥是也經曰厥微熱亦微厥深熱亦深其厥深者甚至冷過肘膝脉沉而微劇則通身冰冷脉微欲絕雖有輕重之分總之爲陽厥苟

不得其要領誤認良多況且瘟疫每類傷寒若分别不清最易混淆夫瘟疫熱病也從無感寒之說陰自何來治瘟疫數百人纔遇一二正傷寒治正傷寒數百人纔遇一二眞陰症又何必纔見傷寒便疑陰症耶況多係瘟疫又非傷寒者乎

鄭云前論溫疫陰症罕有者乃感不正之氣原未感寒自無直中陰經之症至于傳變皆有六經豈止專入陽明能禁其不入三陰者乎惟因人質厚薄之不同耳若人質本厚傳入三陰邪熱益深乃爲傳經熱症其舌焦便閉煩躁譫語消渴等症雖屬陽明而厥少二陰熱症亦皆類此因胃爲五臟六

腑之海借大承氣湯瀉胃土以救腎水即兩陰傳經熱症亦主承氣湯若人質薄弱腎陽素虧冬不藏精正氣衰微能感不能化大熱滚滚脉沉足冷邪熱久爍眞氣熱消或誤汗誤下誤服苦寒元氣不振邪不外解必致内陷裏氣本虚不能内實而爲熱症至七八日轉變虚寒陡見亡陽諸症或眞氣衰微厥逆脉沉而細或眞陽外越發熱脉大無根面赤戴陽陰躁陰斑汗呃下利欲飲冷水席地而卧此即陰症似陽矣急須回陽遲則寒戰汗利而脱當此危症安得不用眞武四逆湯以救逆也時疫每多此症所謂傷寒偏死下虚人也本

論條中毎遇此症但言危殆宜大補峻補皆不立方主治似乎闕畧總之虚者必寒實者必熱虚者傳陰變爲虚寒實者傳陰變爲實熱如質厚者大汗大下霍然而愈質薄者汗下變症而篤此理明矣仲景辨脉論而症類時疫者云寸口脉陰陽俱緊者法當清邪中于上焦濁邪中于下焦清邪中上名曰潔也濁邪中下名曰渾也陰中于邪必內慄也表氣微虚裏氣不守故使邪中于陰也陽中于邪必發熱頭痛蓋天地有陰陽人禀天地而生則身中亦有陰陽天之寒熱温凉本一氣也因人虚實而變更病之寒熱陰陽雖二氣也因人

虛實而變症若謂疫無直中之陰寒則合經旨若謂全不干陰一皆于陽恐未盡善也

汪云鄭君補註確不可易以此施治庶無夭札若泥無陰症之說一味寒凉投之殺人多矣余每遇內陷亡陽危症重投人參養營湯而愈者不可勝計也

楊敬甲曰疫邪在表時過服寒凉亦有變陰症者庸醫不明表裏不辨虛實害人多矣

陽症似陰論

凡陽厥手足厥冷或冷過肘膝甚至手足指甲皆青紫劇則遍

身冰冷如石血凝青紫成片或六脉無力或脉微欲絶以上脉症悉見純陰猶以爲陽症何也及審内症氣噴如火齦爛口臭煩渴譫語舌乾口燥舌胎黄黑或生芒刺心腹痞滿少腹疼痛小便色赤涓滴作痛非大便燥結即大腸膠閉非協熱下利即熱結旁流以上悉見陽症所以爲陽厥也粗工不察内多下症但見表症脉象純陰誤投温劑禍不旋踵

凡陽症似陰者瘟疫與正傷寒通有之至陰症似陽者此係正傷寒家事瘟疫無此症故不附載

瘟疫陽症似陰者始必由膜原以漸傳裏先幾日發熱以後四

逆傷寒陽症似陰者始必由陽經發熱脉浮而數邪氣自外漸次傳裏裏氣壅閉脉體方沉乃至四肢厥逆蓋非一日矣其眞陰症者病即惡寒發熱其脉沉細當即四逆應急投附子回陽二三日失治即死

提要辨法凡陽症似陰外寒而內必熱故小便血赤凡陰症似陽者格陽之症也上熱下寒故小便清白但以小便赤白為據

鄭云陽厥冷不過肘膝者居多即冷過肘膝者一時必同溫依然發熱即週身厥冷寒戰脉伏者一時必熱大汗一出脉復病解如天欲雨陰雲四佈雨霽朗然溫疫戰汗類此乃熱

厥也。必從陽治。若厥逆終日不囘。溫兼有冷汗呃利。則當詳陰陽。其舌胎乾黑。亦有陰極似陽。食壓太陰少陰。誤汗誤下逼其虛陽于上者。必不大渴。脉來無力可辨。小便赤白不足盡憑。三陰病下焦陽虛。氣化不清。小便亦赤濁。不必澄澈清冷方爲寒也。須察脉之陰陽。辨餘症之虛實。未可以一小便爲憑也。

汪云。舌黑有寒有熱。兩腫非火。極似水。即水來尅火。雖乾燥無津。亦有陰盛格陽而現假熱之象。多用附子得生者。臨症務必以症合脉。以脉合症。庶無誤也。

似表非表似裏非裏論

時疫初起邪氣盤踞於中表裏阻隔裏氣滯而爲悶表氣滯而爲頭痛身痛醫見此往往誤認爲傷寒表症因用散劑强發其汗妄耗津液經氣先虛邪氣不損依然發熱更有邪氣傳裏表氣不能通於內必壅於外每至午後潮熱熱甚則頭脹痛熱退即已此非表實者乃似表之症誤投升散之劑經氣愈實火氣上升頭痛轉甚須下之裏氣一通經氣降而頭痛立止若感冒頭痛無時不痛爲可辨也且有別症相參不可一途而取若汗若下後脉靜身凉渾身肢節反加痛甚一如被杖此經氣虛營

衛行澁也三四日內經氣漸同其痛漸止雖不藥必自愈設妄引經論以爲風濕相搏遂投踈風勝濕之劑身痛反劇以此誤人甚衆此節論似表非表者

傷寒傳胃即便潮熱譫言下之無辭今溫疫初起便作潮熱熱甚亦能譫語若誤認裏症妄用承氣是爲誅伐無辜不知伏邪附近于胃邪未入腑亦能潮熱午後熱甚亦能譫語不待胃實而然也即如常瘧熱甚亦能譫語癉瘧不惡寒但作潮熱此豈胃實者耶此乃似裏之症誤投承氣裏氣先虛及邪陷胃轉見胸腹脹滿煩渴益甚病家見勢危篤以致更醫醫見下藥病甚乃指大黃爲砒毒或投瀉心或投柴胡枳桔

留邪在胃變症日增神脫氣盡而死此節論似裏非裏者向則不應下而反下之後則應下而反失下總因表裏不明用藥先後失叙之誤

楊啟甲曰余見一人每感風寒必作譫語若不習知者誤認為裏症妄施攻下寧有不殆者耶

氣所傷不同論

所謂雜氣者雖曰天地之氣實由方土之氣也蓋其氣從地而起有是氣則有是病譬如所言天地生萬物然亦由方土之產也但植物借雨露而滋生動植借飲食而頤養必先有是氣然

後有是物推而廣之有無限之氣因有無限之物也但二五之精未免生尅制化是萬物各有所宜所忌宜者益而忌者損損者制也故萬物各有所制如猫制鼠如鼠制象之類旣知以物制物則知以氣制物矣以氣制物者蟹得霧則死棗得霧則枯之類此有形之氣動植之物皆爲所制也至于無形之氣偏中于動物者如牛瘟羊瘟雞瘟鴨瘟豈但人瘟而已哉然牛病而羊不病雞病而鴨不病人病而禽獸不病究其所傷不同因其氣各異也知其氣各異故謂之雜氣夫物者氣之化也氣者物之變也氣卽是物物卽是氣知氣可以知物則知物之可以制

氣矣夫物之可以制氣者藥物也如蚰蜒解蜈蚣之毒貓肉治鼠瘻之潰此受物氣之爲病是以物之氣制物之氣猶或可測至于受無形雜氣爲病莫知何物之能制矣惟其不知何物之能制故免用汗吐下三法以決之嗟乎卽三法且不能盡善況乃知物乎能知以物制氣一病只有一藥之到病句拙而不明白已不煩君臣佐使品味加減之勞矣此句亦不知所云

汪云汗吐下三法惟體實者可投體虛者服之不啻砒毒之烈余立救陰救陽救脾胃三法皆平日所歷驗者可謂萬舉萬當而無不取效者也

楊啟甲曰吳君此篇乍看似亦有議論閱至末篇甚屬無味是諸論中最皮厚不亮之作

標本論

諸竅乃人身之戶牖也邪自竅而入必由竅而出經曰未入于府者可汗而已已入于府者可下而已麻徵君復增汗吐下三法總是導引其邪從門戶出可爲治法之大綱舍此皆治標云爾今瘟疫首尾一于爲熱獨不言清熱者葢因邪而發熱但能治其邪不治其熱而熱自已（治邪者達原三消承氣）夫邪之與熱猶形影相依形亡而影未有獨存者若以黃連解毒瀉心等湯純乎類

聚寒凉專務清熱旣無汗吐下之能焉能使邪從竅而出是忘其本徒治其標何異于小兒捕影

楊啟甲曰治邪用大黄亦有層次有分寸豈可麤心草管人命

脉症不應論

溫疫脉應浮不浮亦有可汗而解者以邪氣微不能牽引正氣故脉不應裏症脉應沉不沉亦有可下而解者以邪氣微不能抑欝正氣故脉不應陽症見陰脉亦有可生者神色不敗言動自如乃禀賦脉也再問前日如無此脉乃脉厥也下後脉實亦

有病愈者，但得症減，復有實脉，乃天年脉也。夫脉不可一途而取，須以神氣形色病症相參，以決安危爲善。

張崑源室，年六旬，得滯下症，日三四十度，脉常歇止，諸醫以爲雀啄，必死，皆不用藥。延余診視，其脉參伍不調，或二動一止，或三動一止而復來，此澁脉也。澁脉不過不流利，非有歇止，此說欠妥。如此說來是結脉，近于代脉之象，豈可以澁脉當之？澁脉原無止歇，與滑字相對。年高血弱，下利膿血，六脉短澁，固非所能任。詢其飲食不減，形色不變，聲音烈烈，言語如常，非危症也。遂以芍藥湯加大黃三錢，大下純膿成塊者兩碗許，自覺舒快，脉氣漸續，而利亦止。數年後患傷風咳嗽，診之又得前脉

與杏桔湯二劑嗽止脉調乃語其兒婦云凡病善作此脉足見治病務以形色脉症參考庶不失其大體方可定其吉凶也原按

先後虛實論

病有先虛後實者宜先補而後瀉先實後虛者宜先瀉而後補所謂先虛後實者或因他病先虧或因年高血弱或因先有勞倦之極或因新産下血過多或舊有吐血崩漏等症疫邪將發即觸動舊疾然後疫邪漸漸加重以上並宜先補而後瀉瀉謂疏導之劑并邪氣下藥概而言之此萬不已而投補劑一二貼後虛症稍退便宜治疫若連進補劑必助疫邪禍害隨至所謂先實而後虛者疫

邪應下失下血液爲熱搏盡原邪尚在宜急下之此虛乃因失下血液搏盡之虛非同平日虛怯之虛邪退六七宜急補之虛回五六慎勿再補多補則邪復起矣下後必俟加添虛症者方可補若以意揣度其虛不見虛症誤用補劑貽害不淺

乘除論

病有純虛純實非補即瀉設遇既虛且實者補瀉間用當詳孰先孰後從少從多可緩可急隨症調之

吳江沈青來室少寡素多鬱怒有吐血症歲三四發吐後即已不以爲意也三月間忽小發熱頭身痛不惡寒而微渴夫惡寒

不渴者感冒風寒今不惡寒微渴者疫也至第二日舊症大作吐血勝常醫者病者皆謂舊症復發不知爲疫以發熱認爲陰虛不察未吐前一日已有前症非吐血後所加之症也諸醫議補余曰失血補虛權宜則可夫吐血者內有結血血不歸經所以吐也能去其結于中無阻血自歸經方冀不發若吐後專補內則血滿既滿不歸血從上溢矣用寒凉固誤即投補劑亦止顧目前之虛用參暫效難拔病根日後復發況又兼疫更非昔比今鳳疾因疫而發血脫爲虛邪在爲實是虛中有實若投補劑始則以實塡虛沾其補益既而以實塡實災害並至矣於是

暫用參一二錢以茯苓歸芍佐之兩劑後虛症減退熱減六七皆謂用參得效乃恣意續進便覺心胸煩悶腹中不和若有積氣求噯不得此氣不時升降便欲作嘔喜按摩搥擊此皆外加有餘之變症是病邪所致斷非參可除者若再服之及再服之反助疫邪因少愈承氣微利之而愈此病即不用藥靜養數日亦愈以其大便一二日一解則知胃氣通行邪氣日從胃氣下趨故自愈間有大便自調而不愈者以內有灣糞隱曲不得下必下得宿糞極臭者病始愈設邪未去恣意投參誤認怯症愈補愈危　原按

主客交渾論

主客交渾論

凡人向有他病尫羸或久瘧或內傷瘀血或吐血便血咳血男子遺精白濁精氣枯涸女人崩漏帶下血枯經閉之類以致肌肉消爍邪火獨存故脉近于數此際稍感疫邪醫家病家見其穀食暴絶更加胸膈痞悶身痛發熱徹夜不寐指爲原病加重誤以絶穀爲脾虛身痛爲血虛不寐爲神虛遂投參术歸地茯神棗仁之類愈進愈危知者稍以疫法治之發熱減半不時得醒穀食稍進但數脉不去肢體時痛胸脇錐痛過期不愈醫以雜藥頻試補之則邪火愈熾瀉之則損脾壞胃滋之則膠邪愈

固散之則經絡益虛疎之則精氣愈耗守之則日漸近死葢但知其伏邪已潰裏症雖除不知正氣衰微不能托出表邪留而不去因與血脉合而爲一結爲痼疾也肢體時痛者邪與榮氣搏也脉數身熱不去者邪火並鬱也脇下錐痛者火邪結于膜膈也過期不愈者凡疫邪交卸近在一七遠在二七甚至三七過此不愈者因非其治不爲壞症即爲痼疾也夫痼疾者所謂客邪交固于血脉主客交渾最難得解且愈久益固治法當乘其大肉未消眞元未敗急用三甲散多有得生者更附加减法隨其平素而調之

三甲散

鱉甲　龜甲並用酥炙黃如無酥各醋炙代之為末各一錢　川山甲土炒黃為末五分　蟬退洗淨去足翅炙乾五分　殭蠶白硬者泡去涎切生用五分　牡蠣煅為末五分咽燥者斟酌用　䗪虫三个乾者擘碎鮮者搗爛和酒少許取汁入湯藥同服其渣入諸藥同煎　白芍酒炒七分　當歸五分　甘草三分

水二鍾煎八分溫服若素有老瘧或癉瘧者加牛膝一錢首烏一錢胃弱欲作瀉者九蒸九晒素有鬱痰者加川貝母去心一錢有老痰加栝蔞霜五分善嘔者勿用咽乾作癢者加花粉知母各五分素燥嗽者加杏仁去皮尖炒研一錢五分

素有內傷瘀血倍䗪虫如無代以乾漆炒烟盡爲度研末五分及桃仁去皮尖炒研一錢代之服後病減半勿再服當用調理法見後

楊啟甲曰方內牡蠣性濇似不宜用白芍性歛亦似不宜用疫邪宜散白芍不必常用也至于藥味分兩成分者除山甲外他藥未免太輕用此方者變通之

行邪伏邪論

凡邪所客有行邪有伏邪故治法有難易取效有遲速所謂行邪者如正傷寒始自太陽或傳陽明或傳少陽或自三陽入胃

如行人經由某地本無定處病雖重若果在經一汗而解若果在胃一下而愈所謂伏邪者瘟疫之邪伏于膜原如鳥棲巢如獸藏穴營衛所不關藥石所不及至其發也邪毒漸張內侵于府外淫于經營衛受傷諸症漸顯然後可得而治之方其侵淫之際邪毒尚在膜原此時但可疎利使伏邪易出邪毒既離膜原乃覻其變或出表或入裏然後可導邪使去邪盡方愈初發時毒勢漸張莫之能禦不惟不能即瘳病症且反加重病家見症反增即欲更醫醫家不解亦自驚疑竟不知先時感受邪甚則病甚邪微則病微病之輕重非關于醫也疫邪方張之際勢

不可遏但使速離膜原便是治法投劑不差可以萬舉萬全即使感之最重者按法治之必無殞命之理若夫久病枯極酒色耗竭耆耄風燭此等已是天真幾絶更加疫邪自是難支又不可同日而語矣

老少異治論

凡高年之人最忌剝削設投承氣以一當十設用參术十不抵一蓋營衛枯澁幾微之元氣易耗而難復也不比少年氣血生機甚捷但得邪氣一除正氣遂復所以老年慎瀉少年慎補何况誤用耶或有年高禀厚年少賦薄者又當别論

四損不可正治論

凡人大勞大慾及大病久病氣血兩虛陰陽並竭名曰四損此際或又加疫邪氣雖輕並爲難治以正氣先虧邪氣日陷猝難得解故諺有云傷寒偏死下虛人正謂此也　一正氣不勝者氣不足以息言不足以聽或欲言而不能感邪雖重反無脹滿痞塞之症　一眞血不足者面色痿黃唇口刮白或因吐血崩漏或因産後亡血過多或因腸風藏毒所致感邪雖重面目反無陽也　一眞陽不足者或四肢厥逆或下利清穀肌體惡寒恒多泄瀉至夜益甚或口鼻冷氣感邪雖重反無發熱燥渴胎

刺等症　一眞陰不足者五液乾枯肌膚甲錯感邪雖重應汗無汗應厥不厥（此句再參）凡遇此等不可以治疫常法正治誤用承氣攻下必死當從其損而調之調之不愈者方許稍以常法治之治之不及者損之至也是故一損二損輕者或可挽回重者治之無益三損四損雖盧扁亦無所施矣更以老少參之少年遇損或可調治老年遇損治之不及以枯魄獨存化源已絕不復滋生也

汪云吳君謂四損不可正治由氣血兩虛陰陽並竭誤用承氣不劇即死雖盡善之論余謂清燥養營及柴胡養營樓貝

養營亦不可妄用以正氣先虧邪氣易陷不堪勝任寒凉肅殺之品矣治之之法初病素血虛者宜六味合甘豆湯素氣虛者補中益氣湯合甘豆湯附後以補未備

汪又云按傷寒偏死下虛人不第大勞大慾大病久病多有先天禀賦不足及膏粱之體下元空虛正不勝邪亦不可誤用承氣而喪命也

輕疫誤治每成痼疾論

凡客邪皆有輕重之分惟疫邪感受輕者人所不識往往誤治而成痼疾彼瘟疫之重者身熱如火頭痛身痛胸膈脹滿胎刺

斑黃狂燥譫語人皆知其爲疫也其感之輕者頭身微痛午後稍有潮熱飲食不甚減但食後或覺脹滿惡心脉微數如是之疫最易誤認且感疫之際來而不覺既感不知最無憑據又因所感之氣薄今發時故現症不甚雖頭痛身疼而飲食不絕力可徒步病人無處追求每妄訴病原醫家不善審察因隨情錯認有如病前適遇小勞病人不過以此道其根由醫家不辨是非便引東垣勞倦傷脾元氣下陷之說乃執甘溫除大熱之句用補中益氣湯壅補其邪轉壅轉熱轉熱轉瘦轉瘦轉補多至危殆或有婦人產後患此醫家便認爲陰虛發熱血虛發痛遂

投四物及地黃丸泥滯其邪遷延日久病邪日固遍邀女科無出滋陰養血屢投不效復更涼血通瘀不知原邪仍在積熱自是不除日漸尫羸終成癥瘕凡人未免七情勞頓醫者不知爲疫乃引丹溪五火相扇之說或謂心火上炎或謂肝火冲擊惟類聚寒涼直折反凝濇其邪徒傷胃氣疫邪不去瘀熱何清延至骨立而斃或尙有俗病淹纏逶逢微疫未免身痛發熱醫家病家同認爲原病加重仍用前藥加減有妨於疫病益加重至死不覺者如是種種難以盡述聊舉一二推而廣之可以知所審慎矣

汪云有勞倦之人及陽分素虛之人感受疫邪竟用補中益氣而愈者有陰虛多火之人竟用六味加歸芍而愈者倘火盛之至加童便金汁無不立應經云邪之邪湊其本必虛是也余每以此二法投之活人甚衆歷試有驗幸勿泥於世俗補住邪氣之說棄而不用吳君謂用此二方必至危殆或成廢疾亦非定論

補瀉兼施與先瀉後補合論

症本應下躭擱失治或為緩藥羈遲火邪壅閉耗氣搏血精神殆盡邪火獨存以致尋衣摸床撮空理線筋惕肉瞤肢體振戰

目中不了了皆緣應下失下邪熱不除元神將脫補之則邪愈甚攻之則幾微之氣不勝其攻攻補不可補瀉不及兩無生理不得已勉用陶氏黃龍湯此症下與不下皆死用此或可回生倘勝坐以待斃

鄭云此症陰陽兩傷邪熱固在黃龍湯眞屬對症之藥然惟亡陰者爲合法蓋此症已知吉少凶多臨症更須審決或虛多實多或標急本急憑脉爲斷若脉倘實黃龍湯猶恐助邪若脉脫亡陽黃龍湯猶嫌攻多補少致死不及故必合脉症推詳庶可救逆

黃龍湯

大黃生熟酌用　厚朴姜汁炒　枳實麸炒　芒硝　人參　熟地　當歸酒洗

照常煎服

按大虛不補虛何由回大實不瀉邪何由去勉用參地以固虛承氣以逐實此補瀉兼施之法原按

先瀉後補之法則純用承氣下症稍減神思稍甦續得身體振戰怔忡驚悸心內如人將捕之狀四肢反厥眩運鬱冒項背強直併前循衣摸床撮空等症此皆大虛之癥將危之候也急用人參養營湯虛症少退速宜屏去蓋係客邪火熱燥症人參固

為益元氣神品但偏於益陽有助火固邪之弊此時又非良品不得已而用之

鄭云前條失治以致精神殆盡邪火獨留元神將脫不得已而用黃龍湯猶慮不救何敢仍蹈虛虛之戒純用承氣湯而輕試乎雖下後暫减未幾即亡陽欲脫則人參養營湯猶嫌其為長陰抑陽之品而非肩弘任大之劑乃服人參稍同微陽未足旋欲屏參則前功必墮若此又不可盡信書矣

人參養榮湯

人參　麥冬　五味　熟地　歸身　白芍　知母　陳皮

甘草　照常煎服

如人方肉食而病遂來以致停積在胃用大小承氣連下祇臭水稀糞而已若於承氣中加人參一味雖月餘所停之積皆下蓋承氣借參力鼓舞胃氣宿物始動也此段應在黃龍湯下而乃在此姑仍其舊

妄投破氣藥論

溫疫心下脹滿邪在裏也若純用青皮枳實檳榔諸香燥破氣之品冀寬其脹此大謬也不知內壅氣閉原有正客之分假令根于七情鬱怒肝氣上升飲食過度胃氣填實本無外來邪毒

客氣相干不過自身之氣壅滯投以香砂枳蔻之類上升者卽降氣閉者卽通無不見效今疫毒傳于胸胃以致升降之氣不利因而脹滿實爲客邪（疫也）累及本氣但得客氣一除本氣自然升降脹滿立消若專用破氣之劑但能破正氣邪毒何自而瀉脹滿何由而消治法非用小承氣不愈旣而腸胃燥結下旣不通中氣鬱滯上焦之氣不能下降因而充積卽膜原或有未盡之邪亦無前進之路於是表裏上中下三焦皆阻成痞滿燥實之症得大承氣一行則一竅通而諸竅皆通向所鬱于腸胃之邪由此而下腸胃旣舒在膜原設有所傳不盡之餘邪方能到

胃承勢而下也譬若河道阻塞前舟既行餘舟連尾而下矣至
是邪結並去脹滿頓除皆藉大黃之力大黃本非破氣藥以其
潤而降故能逐邪拔毒破結導滯加以枳朴者不無佐使云爾
若純用破氣藥津液愈耗熱結愈固滯氣無門而出疫毒無路
而泄乃望其寬胸利膈惑之甚矣

妄投寒凉藥論

疫氣結于膜原與本氣併固晝夜發熱五更稍減日晡益甚此
與瘅瘧相類但瘅瘧熱短過則如失明日至期復熱今温疫熱
長十二時中首尾相接寅卯之間乃其熱之首尾也既二時餘

焰不清似乎日夜皆熱

汪云俗醫以疫病作瘅瘧治藥用柴葛解肌湯及淸脾飲之類致邪陷入陰多不可救葢舉世惡温疫而喜瘅瘧之名奈瘅瘧又似温疫醫認不確竟以疫病作瘅瘧治迎合病家褁曲其道得以大行噫醫之自爲可謂善矣其如蒼生何此論辨之極詳醫家有志於生人者宜細細玩味也

其始也邪結膜原氣倂爲熱胃本無病誤用寒凉妄伐生氣此其誤者一也及邪傳胃煩渴口燥舌乾胎刺氣噴如火心腹痞滿午後潮熱此應下之症若用大劑芩連梔栢專務淸熱殊不

知熱不能自成。皆由邪在胃間阻礙正氣。鬱而不通。火亦留止。積火成熱也。此其誤者二也。智者必投承氣。逐去其邪。氣行火泄而熱自已。若概用寒涼。何異揚湯止沸乎。每見今醫好用黃連解毒瀉心等湯。蓋本素問熱淫所勝治以寒涼之說。即遇熱甚。反指大黃能泄而損元氣。黃連清熱而不傷元氣。更無下泄之患。由是凡遇熱症。大劑與之。二三錢不已。增至四五錢。熱又不已。晝夜連進。其病轉劇。又見有等日久腹皮貼背。乃調胃承氣症也。因無痞滿。益不敢議承氣。惟類聚寒涼。專務清熱。又思寒涼之最者。莫如黃連。因而再倍之。日近危篤。有邪不除。躭誤至死猶言服黃連至幾兩熱不能消非藥之不到或言不治之症或言病者之數也他日凡遇此症每每如是雖父母妻子感疫邪不過以此法毒之不知黃連苦而性滯寒而氣燥與大黃雖均爲寒藥但大黃走而不守黃連守而不走一燥一潤一通一塞相去甚遠且瘟疫首尾以通行爲治若用黃連反招閉塞之害邪毒何由泄而病根何由拔耶

汪云疫病日久腹皮貼背此津液已枯耶火燔灼調胃承氣亦宜愼用或投黃連亦非其治不若大劑甘潤之品投之眞槁禾得雨矣

問曰間有用黃連而得效者何也曰其人正氣素盛又因所受之邪本微此不藥自愈之症醫者誤投温補轉補轉鬱轉鬱轉熱此以三分之熱轉加七分誤補添造之熱也續加煩渴不眠譫語等症故投黃連其症頓去要之黃連只可清去添造之客熱但用熱減而正氣囘所存邪熱氣行即已豈以黃連而得效乎醫者不解遂歸功于黃連他日藉此概治客熱則無效矣反疑其病原重非藥之不到也可乎執迷不悟所害更不可勝計矣

又問曰間有未經温補之誤進黃連而疾愈者何也曰凡元氣

勝病爲易治病勝元氣爲難治其人元氣素勝所感之邪本微是正氣有餘足以勝病也雖與黃連不能抑鬱正氣此爲小逆以正氣猶勝而疾幸愈也醫者不解竊自邀功他日設遇邪氣勝者非導邪不能瘳誤投黃連反招閉塞之害未有不危者

楊啟甲曰黃連雖有厚腸胃之說性味苦燥張景岳駁之甚力只著其過而鮮論其功則此藥似大非佳品時醫不論有無火症亦不論火之虛實提筆便用黃連甚不可也

妄投補劑論

有邪不除淹纏日久必至尫羸庸醫望之輙用補劑殊不知邪

去而正氣得通何患虛之不復也今投補劑邪氣日固正氣日鬱轉鬱轉熱轉熱轉瘦轉瘦轉補循環不已乃至骨立而斃猶言服參幾許補之不及天數也病家止誤一人醫家終身不悟奈之何哉

汪云淹纏日久尫羸骨立未有陰液不虧者縱邪未除亦難攻逐大溫大補又恐不受不若用平補生血液藥加入解毒之品俾元氣强盛邪亦自走吳君云投補劑則邪氣益固殊不合養正退邪之旨也

楊啟甲曰余自臨症以來所見時疫陷入三陰者不少別會

長沙經旨治之百不一失不自揣補註之及見鄭汪兩註乃删拙註悉錄二君註此信而有徵之微意也學者讀吳君妄投補劑論忌投參术論萬勿泥其說而不用補用溫則誤矣

服寒劑反熱論

陽氣通行溫養百骸陽氣壅閉鬱而爲熱人身之火無處不有無時不在但喜通達耳不論臟腑經絡表裏上下血分氣分一有所阻便即發熱是知百病發熱多由壅鬱而火鬱又根于氣氣常靈而火不靈火不能自運賴氣爲之運所以氣升火亦升氣降火亦降氣行火亦行氣若阻滯而火屈曲熱斯發矣是氣

爲火之舟楫也疫邪透出于膜原氣爲之阻時欲到胃是求伸而未能遽達也設投寒劑抑遏胃氣氣益不伸火更屈曲所以反熱也往往服芩連梔栢之類病人自覺反熱亦不知其何故醫家終以寒京清熱熱不能清竟置弗疑服之反熱全然不悟雖至白首終不究心悲夫

舍病治藥論

嘗遇微疫醫者誤進白虎數劑續得四肢厥逆脉勢轉劇更醫謬指爲陰症投附子湯病愈此非治病實治藥也蓋因連進白虎寒涼慓悍抑遏胃氣以致四肢厥逆疫邪强伏故病增劇忽

投熱劑胃氣通行微邪流散故愈若果直中無陽之陰症誤投白虎一劑立斃尙須數劑耶

舍病治獘論

一人感疫發熱煩渴思飲冰水醫者以爲凡病須忌生冷禁止甚嚴病者苦數不予遂至兩目火迸咽喉乾燥不時烟熖上騰晝夜不寐目中見鬼無數病劇苦甚乘隙匍匐取井水一盆置之枕旁飲一杯自頓清涼二杯鬼物潛消三杯咽喉聲出四杯筋骨舒暢飲至六杯不知盞落枕旁竟爾熟睡俄而大汗如雨衣被濕透脫然而愈蓋因其人瘦而多火素禀陽臟始則加之

以熱經絡枯燥既而邪氣傳裏不能作正汗而解此時若誤投升散則病轉劇今得冷飲表裏和潤所謂除弊便是興利自然汗解宜矣更有因食因痰因寒劑而致虛陷不愈者皆當舍病求弊以此類推可以應變于無窮矣

急症急攻論

溫疫發熱一二三日舌上白胎如積粉早服達原飲一劑午前舌變黃色隨現胸膈滿痛大渴煩燥此伏邪潰邪毒傳胃也前方加大黃下之煩渴少減熱去六七午後復加煩燥發熱滿舌變黑生刺鼻如烟煤此邪毒最重復瘀到胃急投大承氣傍晚大

下至夜半熱退次早鼻黑胎刺如失此一日之間而有三變數日之法一日行之因其毒甚傳變亦速用藥不得不緊設此症不服藥或投緩劑羈遲二三日必死服藥亦無及矣嘗見瘟疫二三日卽斃者皆此類也

汪云疫毒熱邪中之重者傳變亦速不得不用猛劑大下再下以去毒熱之烈然體實脉實正氣强壯者急爲驅逐勿致蔓延誠爲盡善之法倘遇體虛脉虛之輩以此猛劑一日再下而不顧本元恐邪熱未必逐走而亡陰亡陽危症疊出矣蓋疫症一日三變雖云毒熱爲害實眞水不足之人邪乘虛

入者居多何不寓攻于補之中一以攻邪一以扶正立于不敗之地耶縱疫毒一日三變若正氣尚强決不至危殆之速若此馮楚瞻云中氣餒極雖投硝黄不能迯下眞格言也

楊啟甲曰急症二字所當細細體認粗心人不可不知

注意逐邪勿拘結糞論

温疫可下者約三十餘症不必悉具但見舌心黄腹痞滿便于達原飲中加大黄下之設邪在膜原者已有行動之機欲離未離之際得大黄促之而下實爲開門趕賊之法即使未愈邪亦無能久羈二三日後餘邪入胃仍用小承氣徹其餘毒大凡客

邪貴乎早治乘人氣血未亂肌肉未消津液未耗病人不至危殆投劑不至掣肘愈後亦易平復欲爲萬全之策者不過知邪之所在早拔去病根爲要耳但要量人之虛實度邪之輕重察病之緩急揣邪氣離膜原之多寡然後藥不空投投藥無太過不及之弊是以仲景自大柴胡以下立三承氣湯多與少與自有輕重之殊勿拘拘于下不厭遲之說蓋承氣本爲逐邪而設非專爲結糞而設也必俟其糞結血液爲熱所搏變症疊起是猶釀病貽害醫之過也況多有溏糞失下但蒸作極臭如敗醬如藕泥臨死不結者但得穢惡一去邪毒從此而消脉症從此

而退豈徒孜孜糞結而後行哉試觀經枯血燥之人或老人血液衰少多生燥結或病後血氣未復亦多燥結在經所謂不更衣十日無所苦者似此有何妨害是知燥結不致損人邪毒之爲殞命也要知因邪熱致燥結非燥結而致邪熱也又有病久失下燥結爲之壅閉瘀邪鬱熱益難得泄結糞一行氣通而邪熱乃泄者此又是一說也總之邪爲本熱爲標結糞又其標也能早去其邪安患燥結耶或問脉症相同其糞有結有不結者何也曰原其人病至大便當即不行續得蘊熱益難得出蒸而爲結也一者其人平素大便不實雖胃間熱甚但蒸作極臭狀

如粘膠至死不結應下之症設引經論初鞕後必溏不可攻之句誠為千古之獘

汪云平素大便不實有脾胃虛者有腎元弱者誤下則虛虛之禍立至惟平素濕熱在腸胃而大便不結脉來洪實有力者方可投承氣也

譬如滯下本無結糞裏急後重下利窘廹者宜芍藥湯加大黃此豈亦因結糞而然耶乃為逐邪設也或曰得毋為積滯而設歟余曰非也邪氣客于下焦氣血壅滯泣而為積者去積以為治則已成之積方去而未成之積復生須用大黃逐去其邪是

乃斷其生積之源，榮衛流通，其積不治而自愈矣。此爲初起濕熱者論也。更有虛痢，又非此論。

汪云：痢發秋凉，脾胃素虛之輩，感受疫邪，體寒而發者，初起宜養胃和中藥內加黑豆、生薑、銀花、扁豆花、木香之屬，繼用參术以扶脾元，虛寒甚者加炮薑、桂、附；即體熱而發者，宜養胃藥內加黑豆、銀花、扁豆花、木香、黃連之屬，繼用沙參、蓮肉之屬以養脾陰；下多亡陰者，加人參、麥冬之屬以生腸胃之津液；久痢不止者，用八味湯之屬補命火以生脾土；氣虛不固者，用參耆煎湯送下四神丸，萬舉萬當。醫家惑于俗說，不辨虛實概用黃連清火梹榔破滯硝黃攻積致噤口絶穀而亡者不可勝計也馮氏有言曰補元氣者治痢之本也然元氣在脾胃之中故痢之爲症多本脾胃脾司倉廩土爲萬物之母腎主蟄藏水爲萬物之源二臟皆根本之地也補眞氣以扶脾胃助命火以復眞陰則元氣旺而健運得陰陽和而閉藏固矣

大承氣湯

大黃五錢　厚朴　錢　枳實一錢　芒硝三錢　水薑煎服　弱人減半邪微者各復減半

小承氣湯

大黄五錢　厚朴一錢　枳實一錢　水薑煎服

調胃承氣湯

大黄五錢　芒硝二錢五分　甘草一錢　水薑煎服

按三承氣湯功用彷彿。熱邪傳裏，但上焦痞滿者，宜小承氣。中有堅結者，加芒硝軟堅而潤燥。病久失下，雖無結糞，然多粘膩極臭惡物，得芒硝助大黄，有蕩滌之能。設無痞滿，惟存宿結而有瘀熱者，調胃承氣宜之。三承氣功效俱在大黄，餘皆治標之品也。不耐湯藥者，爲丸服。原按

因症數攻論

溫疫下後二三日或一二日舌復生胎刺邪未盡也再下之胎刺雖未去而鋒芒已輭然熱渴未除更下之熱渴減胎刺脫日後復熱又生胎刺更宜下之

余里周因之者患疫月餘胎刺凡三換計服大黃二十兩始得熱不復作其餘脉症方退也所以凡下不以數計有是症則投是藥醫家見理不透經歷未到中道生疑往往遇此症反致擔擱但其中有間日一下者有應連下三四日者有應連下二日間一日者其中緩急之施有應用柴胡清燥湯者有應用犀角

地黃湯者至投承氣某日應多與某日應少與其間不能得法亦足以誤事此非可以言傳當臨時斟酌

朱海疇者年四十五歲患疫得下症四肢不舉身卧如塑目閉口張舌胎刺問所苦不能答問其子近日所服何藥云進承氣三劑每劑投大黃兩許不效更無他策惟待日而已但不忍坐視更祈一診余診得脉尚有神下症悉具藥淺病深也先投大黃一兩五錢目有時而少動再投舌刺無芒口漸開能言三劑舌胎少去神思稍爽四日服柴胡清燥湯五日復生芒刺煩熱又加再下之七日又投承氣養營湯熱少退八日仍用大承氣

肢體少動計半月共服大黃十二兩而愈又數日始進糜粥調理兩月而平復凡治千人遇此僅三四人而已姑存案以備參酌

汪云壯實之體屢下成功此種甚少不可依此法而混施于體虛之人也體虛而用此法去生遠矣是以醫家宜細心察脉辨症庶不誤人耳

疫解後宜養陰忌投參术論

夫疫乃熱病也邪氣內鬱陽氣不得宣布積陽爲火陰血每爲熱搏暴解之後餘焰尙存陰氣未復大忌參耆白术得之反助

其壅鬱餘邪留伏不惟目下淹纏日後必變生異症或周身痛痺或四肢攣急或流火結痰或遍身瘡瘍或兩腿攢痛或勞嗽湧痰或氣毒流注或痰核穿漏皆驟補之爲害也解後陰枯血燥宜清燥養營湯若素多痰及少年或肥盛者投之恐有膩膈之患亦宜斟酌大抵温疫愈後調理之劑投之不當莫如靜養節飲食慎起居爲上

汪云病後傷陰陰虛血燥變作種種傷陰之症不知補水而反云驟補之害不知益陰之補而反以清燥養營爲法是猶不離寒凉之品也至于陰虛有火者固不可用參术而陽虛

無火者參术又爲靈丹是貴臨症權變豈必泥定參术不利于疫病之後耶

清燥養營湯

生地汁　知母　天花粉　歸身　白芍　陳皮　甘草

燈心煎如表有餘熱者宜柴胡養營湯

柴胡養營湯

前方加柴胡黄芩　裏症如未盡宜承氣養營湯

承氣養營湯

大黄生熟酌用　厚朴姜汁炒　枳實麸炒　當歸酒洗　白芍　生地　知母

生薑煎痰涎壅甚胸膈不清者宜蔞貝養營湯

蔞仁〔去淨油〕　川貝母〔去心〕　當歸　白芍　橘紅　蘇子　知母

花粉　薑煎

人參宜忌有前利後害之不同論

凡服參所忌者裏症耳若邪在表及半表半裏者投之不妨表有客邪者古方如參蘇飲小柴胡湯敗毒散是也半表半裏者如久瘧挾虛用補中益氣湯不但無礙而且得效即如暴瘧邪盛投之不當亦不甚害為無裏症也今温疫下後適覺暫通即投參不脹乃恣意投之殊不知參乃實裏之補藥下後雖通餘

邪尚在再四服之則助邪填實前症復起禍害隨至矣間有失下以致血氣虛耗者有因邪盛數下及大下而挾虛者遂投人參當覺精神爽慧明後日再三投之即加變症蓋下後乘其胃寒乍虛沾其補益而快殊不思餘邪未盡則漸加壅閉邪火復熾愈投而變症愈增矣所以下後邪緩虛急是以補性之效急而助邪之害緩故前後利害之不同有如此者

汪云有下後虛症疊出非參不救者有下後津液枯涸非參無以生津回元者有虛人中疫毒初發時庸師徒知疏表逐邪不知助正禦敵守河間方稟東垣法至五六日間忽然內

陷神識昏憒語言無倫虛煩似狂理線撮空等症盡現乃元氣大虛之象當此之際安可不急用人參騾生元氣而救垂絶之險症耶况邪陷三陰耗氣敗血邪亦化為烏有雖有種種變症無非元氣不支臟氣空虛自相攻擊而變現如是此余所以深取奪命散能救疫病於將危之妙藥也張景岳云昧者有温疫忌補之説不知補者所以補中是即托裏之意亦以疫邪如盜其來在外元氣如民其守在中足民所以强中强中正以禦外保命元機在此一着何為補住邪氣庸妄悮人莫此為甚也

奪命散

人參一兩　水二鍾，緊火煎一鍾，井水浸冷服之

損復論

邪之傷人也，始而傷氣，繼而傷血，繼而傷肉，繼而傷筋，繼而傷骨。邪毒既退，始而復氣，繼而復血，繼而復肉，繼而復筋，繼而復骨。以柔脆者易損，亦易復也。天傾西北，地陷東南，故男先傷右，女先傷左。及其復也，男先復左，女先復右。以素虧者易損，以素實者易復也。

温疫論補註卷上終

温疫論補註 下

温疫論目録卷下

狂汗

內壅不汗

畜血

發黃

呃逆

體厥

豚厥

蚘厥

邪在胸膈

下後脉反數

下後間服緩劑

下後反痞

下後反嘔

奪液無汗

奪氣不語

病愈結存

病愈下格

病愈氣復

大便

小便

應下諸症

應補諸症

藥煩

停藥

論飲

論食

調理法

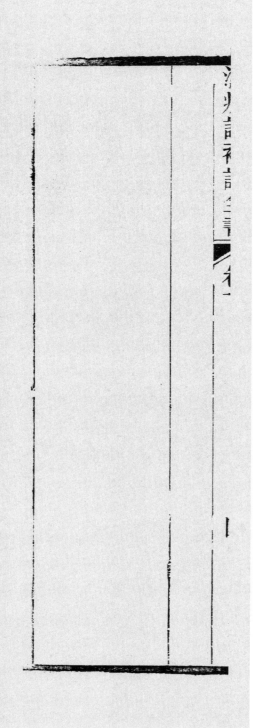

温疫論補註卷下

姑蘇吳有性又可甫著
休寧鄭重光在辛補註
休寧汪文綺蘊谷重註
休寧楊啟甲麗南訂正增註　受業外孫汪時泰春溥校
休寧黃宗棨戟堂氏甫授梓

温疫初起

温疫初起先憎寒而後發熱嗣後但熱而不憎寒初得之二三日其脉不浮不沉而數晝夜發熱日晡益甚頭痛身痛其時邪

在伏膂之前腸胃之後雖有頭痛身痛此邪熱浮越于經不可認爲傷寒表症輙用麻黄桂枝之類强發其汗此邪不在經汗之徒傷表氣熱亦不减又不可下此邪不在裏下之徒傷胃氣其渴愈甚宜達原飲主之

達原飲

檳榔二錢 厚朴一錢薑汁炒 草菓仁五分研 知母一錢 白芍一錢 黄芩一錢

甘草五分 水煎午後服

按檳榔能消能磨除伏邪爲踈利之藥又除嶺南瘴氣厚朴破厲氣所結草菓辛烈氣雄除伏邪盤踞三味協力直達其

巢穴使邪氣潰散速離膜原是以名爲達原也熱傷津液加知母以滋陰熱傷營血加芍藥以和血黄芩清燥熱之餘甘草爲和中之用以後四味乃調和之品如渴與水非君主之藥也　凡疫邪遊溢于經當隨經引用以助升泄　如頭痛身熱脊强腰背項痛此邪熱溢于太陽經也本方加羌活一錢　如目痛眉稜骨痛眼眶痛鼻乾不眠此邪熱溢于陽明經也本方加葛根一錢　如脇痛耳聾寒熱嘔而口苦此邪熱溢于少陽經也本方加柴胡一錢症有遲速輕重藥有多寡緩急務在臨時斟酌所定分兩大畧而已不可執滯　原按

汪云此方體實者投之驅逐疫邪疎通經絡極爲合法倘體虛者投之反助邪爲害近日時師拘守此方殺人多矣馮氏云營陰枯槁雖投羌麻不能得汗誠治傷寒時疫之妙訣也

舒愼齋曰達原飲無理之極膜原屬少陽梹榔厚朴知母皆走陽明安能除少陽之邪草菓治懸飲伏邪非懸飲黃芩瀉少陽腑熱此非腑熱白芍收斂伏邪愈不得出此其無理者也愚意當用柴胡仍從少陽開提胸脇苦滿用白蔻半夏宣暢胸膈而醒脾胃人事懨懨用人参以助內氣庶乎有理

温疫初起治法

疫邪感受有輕重。感之輕者。舌上白胎亦薄。熱亦不甚。而無數脉。其不傳裏者。一二劑自解。

汪云。有時疫初發。脉不數。如醉如痴。人倦手冷。熱亦不甚者。此邪伏膜原。欲動不動之象也。至三五日後。忽然壯熱。脉始數大者。此待衛氣勝邪伏。邪方作。始離膜原也。是種禁用攻伐。不可不慎。

稍重者。必從汗解。如不能汗。乃邪氣盤踞于膜原。內外隔絕。表氣不能通于內。裏氣不能達于外。不可强汗。更不可用湯火熨蒸。此時無遊溢之邪在經。三陽加法。不必用。宜照本方感之重者舌上胎如積粉滿布無隙服達原飲後不從汗解而從內陷舌根先黃漸至中央邪漸入胃此三消飲症若脉長洪而數大汗多渴此邪氣適離膜原欲表未表此白虎湯症如舌上純黃色兼有裏症爲邪已入胃此又承氣湯症也有二三日即潰離膜原者有半月十數日不傳者有初得之四五日淹淹攝攝至五六日後陡然勢張者凡元氣勝者毒易傳化元氣薄者邪不易化即不易傳設遇他病久虧適又微疫能感不能化安望其傳不傳則邪不去邪不去則病不瘳延纏日久愈沉愈伏多致不起時師誤認爲怯症日進参者愈壅愈固不死不休也

汪云元氣勝則毒易出而不內傳元氣薄則毒難出而易內陷治時疫安可不急急于救元氣乎不救元氣則元氣薄者必傳裏而難出表矣

又云能感不能化由正不勝邪不能托邪外出藥以速補正氣內托元氣爲主參耆乃必用之品不得盡謂愈壅愈固也楊敬甲曰吳君謂妄用參耆則愈壅愈固指實症說非謂盡不可用也若果盡不可用何又曰急補峻補四損不可以正治耶第立論不爲無偏粗工鮮能會通而拘泥之賴鄭汪兩君詳加補註治疫之法始不誤人

三消飲　即達原飲加羌活葛根柴胡大黄　薑棗煎

鄭云三陽加法不必全用各隨其所見之經而加用之

疫症九傳治法　疫傳本十而題止言九遺却一條矣今特改作十條似與下條列者有照應耳

疫之傳有十病人各得其一非謂一病而有十傳也然總不出乎表裏之間而已矣蓋温疫之氣自口鼻入感于膜原伏而未發者不知不覺已發之後漸加發熱脉洪而數此衆人所同宜達原飲疏之繼而邪氣一離膜原察其傳变衆人多不同者以其表裏各異耳醫者昧十傳治法不知邪之所在當汗不汗當下不下顛倒誤用但治其症不治其邪全歸于誤也

有表而不裏者。其症頭痛身痛。發熱而復凜凜。內無胸滿腹脹等症。穀食不絕。不煩不渴。此邪外傳由肌表而出。或自斑消者。則有斑疹桃花斑紫雲斑之異。或從汗解者。則有自汗盜汗狂汗戰汗之殊。此病氣使然。不必較論。但求得斑得汗為愈。凡自外傳者順。勿藥亦能自痊。間有汗出不徹而熱不退者。宜白虎湯。斑出不透而熱不退者。宜舉斑湯。有斑汗並行而愈者。若斑出不透。汗出不徹而熱不退者。白虎合舉斑湯。

舒慎齋曰。斑出不透者。舉斑湯可主。汗出不徹者。白虎湯未可概主。是必津乾口燥大渴飲冷者。方可與白虎湯。不然務

宜分經辨症用表法以發之

有表而再表者邪發未盡膜原仍有隱伏之邪或二三日四五日後依然發熱脉洪而數及其解也斑者仍發斑解汗者仍從汗愈未愈者仍如前法治之然亦希有至于三表者更希有也

有裏而不表者外無頭痛身痛繼而亦無三斑四汗惟胸膈痞悶欲吐不吐雖得少吐而不快此邪傳裏之上宜瓜蒂散吐之邪從吐減邪盡病已邪傳裏之中下者心腹脹滿不嘔不吐或燥結便閉或熱結旁流或協熱下利或大腸膠閉並宜承氣輩導去其邪邪減病減邪盡病已上中下皆病者不可吐吐之爲

逆但宜承氣導之則在上之邪順流而下嘔吐立止脹滿漸除矣

有裏而再裏者愈後二三日或四五日前症復發在上者仍吐之在下者仍下之再裏者常有三裏者希有也雖有上中下之分皆爲裏症

有表裏分傳者始則邪氣伏于膜原膜原者卽半表半裏也邪氣平分半入于裏則現裏症半出于表則現表症此疫病之常事然表裏俱病內外壅閉既不得汗復不得下不可汗而強求其汗必不得汗宜承氣湯先通其裏裏邪先去則裏氣通向者

欝于肌肉之邪乘勢盡發于肌表或斑或汗宜隨其性而升泄之諸症悉去既無表裏症而熱不退者膜原尚有已發之邪未盡也宜三消飲調之　瘟疫舌上白胎者邪在膜原也舌根漸黄至中央乃邪漸入胃設現三陽經症用上篇達原飲加法因有裏症復加大黄名三消飲三消者消內消外消不內外也此治疫之全劑以毒邪表裏分傳膜原尚有餘結者宜之原本此段列在急症急攻之後邪熱散漫之前絶無倫次今移此處遂成一類以便觀覽

有表裏分傳而再分傳者照前表裏俱病宜三消飲復汗復下如前而愈此亦常事至三發者亦希有也

有表勝于裏者膜原伏邪發時傳表之邪多傳裏之邪少是表症多而裏症少也當治其表裏症兼之

有裏勝于表者裏症多而表症少也但治其裏表症自愈上節言裏症兼之者是尚治其裏而以治表爲重此節但治其裏表症自愈是純不用解表矣二節當如此看

有先表而後裏者始則但有表症而無裏症宜達原飲有現三陽經症者當用三陽加法經症不顯但發熱者不用加法繼而脉洪大而數自汗而渴邪離膜原未能出表宜白虎湯辛凉解散邪從汗解脉靜身凉而愈愈後二三日或四五日依前發熱宜達原飲以後反加胸滿腹脹不思飲食煩渴舌上胎刺等症

加大黄微利之久而不去在上者宜瓜蒂散吐之在中下者宜承氣導之（即前但裏不表治法）

有先裏而後表者始則發熱漸加裏症下之裏症除二三日内復發熱反加頭痛身痛脉浮者宜白虎湯若下後熱不甚減三四日後精神不慧脉浮者宜白虎湯汗之（此二症宜小柴胡服加羌防始爲對症）後不得汗者因精液枯竭也加人参覆卧則汗解（此近表裏若分傳之症）

大汗下後表裏症悉去繼而一身盡痛身如被杖甚則不可反側周身骨寒而痛非表症也不必解表勿藥静俟則身痛自愈

以上十傳已完下節推廣言之以盡其变

凡疫邪再表再裏或表裏分傳者醫家不解反責病家不善調理以致反復病家不解每責醫家用藥有誤致病復起彼此歸咎胥失之矣殊不知病勢之所當然非醫家病家之過也但得病者精神完固雖再三反復隨治隨愈惟虛怯者不宜間有延挨失治或治之不得其法日久不除精神耗竭嗣後更醫投藥雖當現在之邪拔去而膜原尚有伏邪一二日內前症復起反加循衣摸床神思昏憒目中不了了等症且脉氣漸委大凶之兆也病家不咎于前醫擔誤時日反咎于後醫乎當此之際攻之則元氣幾微補之則邪火益熾守之則正不勝邪必無生理

矣。

汪云疫邪再三反復此其常事大約體素强壯者不復體素怯弱者易復也醫家病家彼此歸咎而尤疑邪熱不解者居多非再投表散則復進攻裏致惡症蜂起而命難全矣余治時疫初發卽用救陰養正之法無不取效百不一失但愈後必復發寒熱雖進前藥卽止而心竊疑之以斯人並無勞食之復今無故自復者得毋初病未經表散膜原尚有餘邪因補而未盡除耶及見他醫治初病表散屢投傳裏而危險者頗多卽不傳裏而精神疲倦臥床不起亦無勞食之犯而寒

熱更屢復不休然後知疫邪再三反復者非救陰藥之罪也吳君云但得病者精神完固雖再三反復可以隨復隨治而愈惟虛怯者不宜所言可謂深合病機矣又云膜原尚有伏邪一二日內前症復起反加循衣摸床神思昏憒目中不了了等症大凶之兆補之邪火益熾守之正不勝邪必無生理是大不然蓋邪傳厥少元陽不支精血內竭大補驟補正回而邪自退若禁用補劑安望生机余每用人參養營湯多救垂絕之危症縱有邪火亦不知消歸何有也又謂攻之則元氣幾微是速其死此說又極是也

瓜蒂散　甜瓜蒂一錢 如無以淡豆豉二錢代之 赤小豆 梔仁各二錢 水二鐘煎一鐘方入小豆煎至分八先服四分時頃不吐再服完吐之不盡煩滿尚存者再煎服

斑汗合說

凡疫邪留于氣分解以戰汗留于血分解以發斑氣屬陽而輕清血屬陰而重濁是以邪在氣分則易疎透邪在血分恒多膠滯陽主速而陰主遲也所以從戰汗者可使頓解從發斑者當圖漸愈

楊敬甲曰戰汗亦有未能頓解者發斑亦有不待漸愈而便

脫然者。未可概論。

發斑

邪留血分。裏氣壅閉。則伏邪不得外透而爲斑。若下之。內壅一通。則衛氣亦從而疎暢。或出表爲斑。則毒邪亦從而外解矣。若下後斑漸出。不可更大下。設有下症。少與承氣湯緩緩下之。若復大下。致中氣不振。斑毒內陷則危。宜托裏舉斑湯。

托裏舉斑湯

川山甲二錢炙黃研碎　當歸　白芍各一錢俱酒洗　白芷　柴胡各七分　升麻五分

水薑煎服。下後斑漸出。復大下。斑毒復隱。反加循衣摸床撮空理線脉漸微者危本方加人參一錢補不及者死若未下而先發斑者設有下症少與承氣須從緩下　原按鄭云温疫發斑寒熱虛實皆有之重者二三日便見輕者五六日方出淡紅稀小者吉稠密紫赤者凶必察元氣虛實脉之有力無力欲出未出葛根升麻湯斑已出不宜再發煩渴熱甚脉洪數者白虎湯脉虛者加人參　斑色紫赤狂言咽痛者犀角元參湯熱甚心煩黄連解毒湯白虎湯　讝語便秘舌焦煩渴大柴胡湯加芒硝微利之　又因元氣素虛先有慾事遂感温疫凉劑過甚寒伏于下逼其無根失守之火

薰灼肺胃而發陰斑。脉或散大。或沉細。其色淡紅。惟手足多而胸背少。頭面皆無。當倣傷寒治法。以附子理中湯。得溫補之劑。回陽而陰火自降。此治本不治標也。然而此症根本有傷。惟老成練達者十救二三而已。本論托裏舉斑湯。但可施于下而再下。元氣不振。斑毒內陷之症。未可通治斑症。因採名家方論。以補不及。

升麻葛根湯

升麻　葛根　甘草

犀角元參湯

犀角　元參　升麻　射干　黃芩　甘草

黃連解毒湯

黃連　黃芩　黃柏　梔子

大柴胡湯

柴胡　黃芩　半夏　芍藥　枳實　大黃　生薑　大棗

附子理中湯

人參　白术　乾薑　甘草　附子

眞武湯

附子　茯苓　芍藥當去之　白术　生薑

楊敬甲增補

當歸大黃湯

當歸　生大黄　川連　甘草

若熱重便硬有下症者。立此凉大腸血熱以斑證屬血故加當歸斑症不宜大下故加甘草。

升麻清胃湯

升麻　川連　生地　丹皮　甘草　木通

夫乾葛清胃湯。清陽明血分熱毒。此方清陽明血分疫毒故斑症口燥脣焦。熱而消水。氣分熱也。用干葛清胃湯。若口燥脣焦熱不消水血中伏火升麻清胃湯大凡膏粱積熱口臭脣焦牙齦腐爛多用此方以葷腥能傷血分耳加查肉砂仁善消油膩葷腥加木通合導赤各半湯能利小便加枳殼合川連枳殼湯而清大腸積熱邪火傷血則發斑濕火傷血大便泄燥火傷血大便結當歸大黃湯清血中燥火潤大腸結余化用此方治燥火傷血腹痛赤痢止大腸之泄此升堂入室之工夫也

一柴胡飲

柴胡　黃芩　白芍藥　生地黃　廣陳皮

甘草

五柴胡飲
柴胡　當歸身　生地黄　白术　白芍藥
甘草　陳皮
元參升麻湯
元參　升麻　犀角　桔梗　管仲　黄芩
甘草
玉女煎
生石膏　生地黄　麥門冬　知母
牛膝

大溫中飲

熟地黃　炒白朮　當歸身　柴胡　麻黃

乾薑

理陰煎

熟地　當歸　甘草　乾薑　肉桂

戰汗

瘟疫先傳表後傳裏。忽得戰汗。邪氣輸泄。當卽脉靜身涼煩渴頓除。若至三五日後。陽氣漸積。不待飲食勞碌而復者。蓋表邪已解。裏邪未去也。纔覺發熱。下之卽解。其表裏分傳者。裏氣壅閉。非汗下不可。汗下之未盡。日後復熱。當復汗復下。　下後煩渴減。腹滿去。或思食而知味。裏氣和也。倘身熱未除。脉近浮此邪氣拂鬱于經。表未解也。當得汗解。如未得汗。以柴胡清燥湯和之。復不得汗者。從漸解也。勿強發其汗。上二段與戰汗無關　應下失下。氣消血耗。既下欲作戰汗。但戰而不汗。危。以中氣虧微。但能降陷。不能升發也。次日當期復戰。厥回汗出者生。厥不回汗不出者死。以正氣脫。不勝邪也。　戰而厥回無汗者。表氣枯涸眞陽尚在也。可使漸愈。　戰而不復。忽痉者死。　凡戰不可動擾。但可溫覆。動則戰而中止。次日當期復戰。　戰汗後復下後

越二三日腹痛不止者欲作滯下也無論已見積未見積宜芍藥湯

汪云汗本乎血由乎營也營本乎氣由乎中也未有中氣虛而營能盛者未有營氣虛而汗能達者凡遇脉息微弱正不勝邪等症必須速補元氣元氣復邪將退汗將解矣若强為發汗而陰虛之體津液衰少無汗可發何異枯榨取油是不知汗生于陰補陰可以發汗之義矣吳君云既下欲作戰汗戰而不汗者危戰而不復忽痙者死皆因誤下求汗亡陰致津枯液涸無汗可發而元氣受虧甚矣安得不死耶又云中

氣虧微。但能降陷。不能升發。極中戰而不汗之義也。

芍藥湯

白芍二錢生炒酌用 當歸一錢酒炒 檳榔二錢 厚朴一錢薑汁炒 甘草七分

裏急後重加大黃。紅積倍芍藥。白積倍檳榔。

自汗

自汗者。不因發散。自然汗出也。若脉長洪而數。身熱大渴。宜白虎湯。得戰汗方解。 裏症下後。續得自汗。二三日不止。甚則四五日不止。身微熱。熱甚則汗甚。熱微汗亦微。此屬實。表有留邪也。邪盡則汗止。汗不止者。宜小柴胡以佐之。表解則汗止。 設有三陽經症。當用三陽隨經加減藥。有裏症時當盛暑。多作自汗。宜下之。白虎症自汗。詳見前。若面無神色。唇口刮白。表裏無陽症。喜熱飲。稍冷則畏。脉微欲絶。忽得自汗者。爲虚脱。夜發晝死。晝發夜亡。急當峻補。補不及者死。大病愈後。每飲食驚動即汗。此表裏虚怯。宜人參養榮湯倍黄芪。若疫邪未盡去。凈誤認爲表虚自汗。輙用黄芪實表及止汗之劑。固住其邪則大害。

鄭云。表裏無陽症。喜熱畏冷。脉微欲絶。汗出不鹹。此亡陽也。但云峻補不及。方法未免闕畧。宗仲景法。宜附子湯。若誤汗

亡陽準誤用大青龍湯法以眞武湯救逆也

附方

附子湯

附子君　白朮君　茯苓臣　芍藥臣　人參臣

揚敢甲曰自汗不止脉微欲絶醫家尙有知爲虛脫者若脉虛大而空無力無神粗工見之不惟不知回陽救逆甚且用清涼藥殺之者數十年來叉余目擊而心傷也

盜汗

裏症下後續得盜汗者表有微邪也若邪甚竟作自汗伏邪中潰則作戰汗矣凡人張目則衛氣行于陽目瞑則衛氣行于陰

行陽謂升發於表行陰謂斂降於內今內有伏熱而又遇衛氣兩陽相搏熱蒸於外則腠理開而盗汗出矣若內伏之邪一盡則盗汗自止設不止者宜柴胡湯以佐之時疫愈後脉靜身凉數日後反得盗汗及自汗者此屬表虛宜黄芪湯

楊敬甲曰此專指下後盗汗言似疎畧

柴胡湯

柴胡　黄芩　陳皮　生薑　大棗　甘草

按古方有人參半夏今表裏實故不用人參無嘔吐故不加半夏　原按

黃芪湯

黃芪　白朮　當歸　甘草　五味子

如汗未止加麻黃根未有不止者。然屬實常多，屬虛常少。邪氣盛則實，正氣奪則虛。虛實之分，在有熱無熱。熱字兼發熱與肌膚熱。有熱爲實，無熱爲虛。若顛倒誤用，必有虛虛實實之誤，臨症當慎。原按

狂汗

狂汗者，伏邪中潰，欲作汗解，因其人稟賦充盛，陽氣冲擊，不能頓開，故忽然坐臥不安，且狂且燥，少頃大汗淋漓，狂躁頓止，脉

靜身凉霍然而愈

汪云大汗出而脉息有神人事清爽汗後熱退狂躁頓止此屬有餘而汗解若大汗出而脉息無神人事漸昏汗後厥冷狂躁不定此屬大虛而亡陽元神將脫也

內壅不汗

疫邪表裏分傳者醫見有表症復有裏症乃引經論先解其表次攻其裏連進大劑麻黃絕無汗轉見煩躁者何耶蓋發汗之理自內達表今裏氣結滯陽氣不能敷布於外即四肢尚未免厥逆又安能氣液蒸蒸以達表耶凡見表裏分傳之症務宜用

承氣先通其裏裏氣一通不待發散多有自能汗解者當與十傳中表裏分傳節參看

鄭補須表裏兼見而裏症尤急者先通其裏與傷寒下利清穀急當救裏同法

畜血

畜血不論傷寒時疫總因失下邪熱久羈不泄血爲熱搏留於經絡敗爲紫血溢於腸胃腐爲黑血便色如漆大便反易者雖結糞得瘀而潤下結糞雖行眞元已敗多至危殆其有喜忘如狂者此胃熱波及於血分血乃心之屬血中伏火蔓延心家故

有是症仍從胃治。

鄭云畜血後三方。皆逐瘀之劑。但宜施於畜血未下之先。若瘀血不因藥而自下者。既言眞元已敗。多至危殆。安可再施承氣抵當乎。所謂血脫益氣者。急當溫裏以固氣。倘瘀未盡而熱未除。尚可議犀角地黃。若症見虛寒。非理中建中何以救危殆乎。

胃移熱於下焦氣分。小便不利。熱結膀胱也。胃移熱於下焦血分。小便自利。膀胱畜血也。小腹鞕滿。宜小便不利。今小便自利者。故責之畜血也。小便不利亦有畜血者。非小便自利便爲畜血也胃實失下至夜發熱者熱畱血分更加失下必致瘀血初則晝夜發熱日晡益甚既投承氣晝日熱減至夜獨熱者瘀血尚未行也宜桃仁承氣湯服後熱除爲愈或熱時前後短縮再服再短畜血盡而熱亦盡大勢已去亡血過多餘焰尚存者宜犀角地黃湯調之若至夜發熱更有癉瘧與熱入血室三症皆非畜血並未可下更宜詳審

桃仁承氣湯

大黃　芒硝　桃仁　當歸　白芍　丹皮

犀角地黃湯

生地　白芍　丹皮　犀角

按傷寒太陽不解從經傳腑熱結膀胱其人如狂血自下者愈血結不行者宜抵當湯今疫邪初無表症而惟胃實故腸胃畜血多膀胱畜血少抵當行瘀助畜之最者無分前後二便并可取用蓋畜血結甚者在桃仁力所不及宜抵當湯非大毒猛厲之劑不足以抵當之故名然抵當症絶少此第備用　原按

楊啟甲曰抵當湯未敢輕用古有代抵當湯與生地黃湯附錄以備擇用

代抵當湯

大黃　生地　歸尾　桃仁　山甲　元明粉　肉桂

蜜丸

生地黃湯

生地　乾漆　生藕汁如無大小薊葉可以代之　藍葉　大黃　桃仁

歸尾　紅花

發黃

疫邪傳裏。遺熱下焦。小便不利。邪無輸泄。經氣鬱滯。其傳爲疸。身目如金者。宜茵蔯湯。　凡邪熱經氣不鬱。不致發黃。胃實失

下表裏壅閉鬱而為黃也

茵蔯湯

茵陳　梔子　大黃　水薑煎服

按茵蔯為治疸退黃之專藥也今以病症較之黃因小水不利故用山梔除小腸屈曲之火瘀熱既除小便自利當以發黃為標小便不利為本若小便不利病原不在膀胱迺係胃家移熱者又當以小便不利為標胃實為本是又當以大黃為專功山梔次之茵蔯又次之也設去大黃而止服梔蔯是忘本治標鮮有效矣且邪熱在胃而徒用茵蔯五苓不惟不

能退黃小便間亦難利。原按

汪云發黃有陰陽兩症疫中陽明因其人胃間素有濕痰邪熱鬱而不泄熏蒸透入肌腠發爲陽黃其症發熱口渴舌黃胎乾燥胸膈脹悶大便秘結小便如柏汁而不利脉息急數按之有力者用茵蔯湯體稍虛而脉數少力者宜用茵蔯梔子麥冬丹參白芍甘草穀芽神曲赤茯苓之屬和中兼清解濕熱若二三候後邪傷陽明或其人脾土大虛不能健運或腎中虛寒火不生土發爲陰黃其症不發熱不口渴舌胎滑白胸膈脹悶喜飲熱湯手足逆冷大便不實小便通利身目

黃而帶黑脉息細遲或虛大無力者用四君子湯六君子湯附子理中湯兼浮腫腹大者用金匱腎氣湯吳君偏用燥火發黃利於用下竟忘濕熱發黃之旨且又偏於體實陽黃而不顧體寒陰黃之候未免智者之缺畧矣

楊啟甲曰吳君論疫忌用參朮言之諄諄矣若不知通變其傷生必多余治鄉間一貧人患陽黃已過三候之期壯燒不退大便不通人事昏迷舌焦黃黑然粒米不進已數日診脉則細數欲絕甚難措手論症當用茵蔯湯如用之正已不勝邪結糞何能行思之半晌方內加好黨參二兩大黃只用八

分茵蔯四錢梔子一錢五分囑服三劑服一劑畢大便畧通

熱畧減二劑燥糞通暢熱退神爽進食三劑黄退如失再爲

清養數劑而愈可見用參補住邪氣之説不可爲定論也是

在用者之何如耳

呃逆

胃氣逆則呃昧者遂指爲胃寒不知寒熱皆能令呃逆若不以

本症相叅專執俗語爲寒便投丁茱薑桂誤人不少當從其本

症而消息之如見白虎症則投白虎見承氣症則投承氣膈間

邪閉則宜導痰如果胃寒丁香柿蒂散宜之然不若四逆湯功

效殊提要之但治本症其呃自止其他可以類推

汪云時疫呃逆吳君謂治本症其呃自止斯言極是但傳在少陰舌乾脉數便秘神識昏亂呃逆不止者宜六味加人參童便舌潤不渴神昏冷汗便溏脉沉細遲濇呃逆不止者宜八味加人參鹿茸方有生机不比中焦呃逆不傷人也且時疫見呃逆之症因其人平日胃氣空虛故邪傷之有中焦自病有下焦冲逆也嘗見痢疾脾胃受傷必變呃逆而死疫病呃逆胃氣必虛非察脉之有力無力白虎承氣不宜輕用

體厥

陽症陰脉身冷如冰為體厥施幼聲賁卜頗行年四旬禀賦肥甚六月患時疫口燥舌乾胎刺如鋒不時太息咽喉腫痛心腹脹滿按之痛甚渴思冰水日晡益甚小便赤澀得涓滴則痛甚此下症悉備但通身如冰指甲青黑六脉如絲尋之則有稍按則無醫者不究裏症熱極但用全生集以為陽症但手足厥逆若冷過肘膝便是陰症今已通身冰冷比之冷過肘膝更甚且陶氏以脉分陰陽二症全在有力無力今已脉厥欲絕比之無力更甚此陰症而得陰脉之極又何說焉其諸陽症竟置不問欲投附子理中湯未服延余至以脉相叅表裏互較此陽症之

最者下症悉具但嫌下之晚耳葢因內熱之極氣道壅閉乃至脉微欲絶此脉厥也陽鬱則四肢厥逆况素禀肥盛尤易壅閉今抗陽已極以至通身冰冷此體厥也六脉如無者羣龍無首之象症亦危矣囑其急投大承氣囑其緩緩下之庻脉至厥回便得生矣其妻疑而不服疊延三醫皆言陰症妻乃惶惑病者自言何不卜之神明遂卜得從陰則吉從陽則凶更惑於醫之議陰症者居多乃進附子湯下咽如火煩燥頓加乃嘆曰吾已矣藥所誤也言未已不逈時而卒嗟乎向以卜謀生終以卜致死誤人還自誤可爲醫巫之鑑　原按

楊敵甲曰陰病陽病各以十六字辨之陰症必目瞑嗜臥聲低息短少氣懶言身重惡寒陽症必張目不眠聲音響喨口臭氣粗身輕惡熱臨症者可不加之意乎夫陰病法當驅陰救陽陽回則津回陽病法當驅陽救陰陰回則津回疑似之間辨須的確又有陰陽錯雜症尤宜審慎之毋草管人命也

脉厥

温疫得裏症神色不敗言動自如別無怪症忽然六脉如絲微細而軟（軟尤易誤認爲虛）甚至於無或兩手俱無或一手先伏察其人不應有是脉今有此脉者皆緣應下失下內結壅閉榮氣逆於

內不能達於四末此脉厥也亦多有過用黃連石膏諸寒劑強遏其熱致邪愈結脉愈不行者醫見脉微欲絕以爲陽症得陰脉爲不治誘而棄之以此誤人甚衆若更用人參生脉散輩禍不旋踵宜承氣緩緩下之六脉自復

汪云有誤服黃連石膏諸苦寒藥致元氣內陷而脉微欲絕者外症必神昏冷汗或直視反張循衣摸床呃逆泄瀉等症斯時不獨進生脉散更宜重用參附湯人參養榮湯方爲合法

楊敬甲曰吳君所言用承氣是得裏症而脉厥汪君所言用

參附是元氣內陷而脉厥脉同症異不可不詳審也若不知辨症則表裏陰陽誤不知察脉則寒熱虛實誤知乎此復知乎彼臨症自無眩惑

蚘厥

疫邪傳裏胃熱如沸蚘動不安下既不通必反於上蚘因嘔出但治其胃蚘厥自愈每見醫家妄引經論以爲臟寒蚘上入膈其人當吐蚘又云胃中冷必吐蚘之句便用烏梅丸或理中安蚘湯方中乃細辛附子乾薑桂枝川椒皆辛熱之品投之如火上添油殊不知疫症表裏上下皆熱始終無寒症者不思現在

事理徒記紙上文辭以為依經傍註坦然用之無疑因此誤人甚衆

鄭云溫疫吐蚘初病皆屬胃熱以邪熱驟發蚘不能安斷非中寒若已汗已下身無大熱不渴時煩或病久不食而吐蚘者定屬虛寒理中輩又所必需

邪在胸膈

溫疫胸膈滿悶心煩喜嘔欲吐不吐雖吐不得大吐欲飲食不能此疫邪畱於胸膈宜瓜蒂散吐之

汪云邪陷胸膈欲吐不得大吐反投瓜蒂散吐之令邪從吐

解經所謂其高者因而越之是也。但脾胃素虧之人，胃受疫邪，嘔吐不止，瓜蒂散又不可施，是在臨症者能權變耳。

邪熱散漫

温疫脉長洪而數，大渴復大汗，通身發熱，宜白虎湯。

按白虎辛凉發散之劑，清肅肌表氣分藥也。蓋毒邪已潰，中結漸開，邪氣分離膜原，尚未出表，然内外之氣已通，故多汗，脉長洪而數，白虎辛凉解散，服之或戰汗，或自汗而解。若温疫初起，脉雖數，未至洪大，其時邪氣盤踞膜原，宜達原飲，誤用白虎，既無破結之能，但求清熱，是猶揚湯止沸也。若邪已入胃舌胎黃燥腹滿譫語或不大便非承氣不愈誤用白虎既無逐邪之能徒以剛悍而伐胃氣反抑邪毒致脉不行因而細小又認陽症得陰脉妄言不治醫見脉微欲絶益不敢議下日惟雜進寒凉以爲穩當至死無悔當急投承氣緩緩下之六脉自復

原按

鄭云脉既微欲絶又可雜進寒凉必脉沉細有力方可卽投承氣否則非下症也

汪云服寒凉而脉微欲絶仍雜進凉藥已屬凶多吉少若投承氣六脉自復此亦百千中之一耳蓋誤投白虎致脉微欲

絶每多元氣虧而元陽不支變汗脫之險症設不細按脉之有力無力而再投承氣未有不斃者也

肢體浮腫

時疫潮熱而渴舌黄身痛心下滿悶腹時痛脉數此應下之症也外有通身及面目浮腫喘急不已小便不利此疫兼水腫因三焦壅閉水道不行但治在疫水腫自已宜小承氣湯向有單腹脹而後疫者治在疫若先年曾患水腫已愈茲因疫而發者治在疫水腫自愈病人通身浮腫下體益甚臍凸陰囊及陰莖腫大色白小便不利此水腫也繼又身大熱午後益甚煩渴心

下滿悶喘急大便不調此又加疫也因下之下後脹不除反加腹滿宜承氣加甘遂二分弱人量減此水腫兼疫大水在表微疫在裏也故并治之時疫愈後數日先自足浮腫小便不利腫漸至心腹而喘此水氣也宜治在水時疫身體羸弱言不足以聽氣不足以息得下症少與承氣下症稍減更與之眩暈欲死蓋不勝其攻也絶穀期月稍補則心腹滿悶攻不可補不可守之則元氣不鼓餘邪沉匿膜原日惟飲水以後心復忽如腫滿煩寃者向者沉匿之邪方悉分傳於表裏也宜承氣養榮湯一服病已設腫未消微汗之自愈時疫得裏症失下以致面目浮

腫及肢體微腫。小便自利。此表裏氣滯。非兼水腫也。宜承氣下之。裏氣一疏。表氣亦順。浮腫頓除。妊娠更多此症。治法同前。則子母俱安。但當少與。慎母過劑。時疫愈後。數日先自足腫。小便如常。雖至通身浮腫。而不喘。更別無所苦。此氣復也。蓋血乃氣之依歸。氣先血而生。無所依歸。故暫浮腫。但靜養節飲食。不藥自愈。

汪云。熱勝則腫者。先宜逐疫清熱。浮腫自消。若先年曾有單腹脹及有水腫之症。而又感受疫邪。則宜從四損不可正治之例。如用承氣下之。不弟邪不能攻。而危亡立至矣。若時疫愈後浮腫喘急多有脾肺腎陰陽兩虛之症陰虛者六味加車前牛膝之屬陽虛者六君子腎氣湯之屬方可挽回元氣如時疫身體羸弱再下眩暈欲死絶穀期月致腫滿煩寃更投承氣養榮湯可危之甚未必一服病已者也

又云亦有虛熱浮腫不受參朮溫劑者亦有胃熱壅滯浮腫而利於清潤者若必以承氣下之而戒誤補之說致妄投於妊娠之人豈不大誤

虛煩似狂

時疫坐臥不安手足不定臥未穩則坐起纔著坐卽亂走纔抽

身又欲臥無有寧刻或循衣摸床撮空撚指師至方診脉將手縮去六脉不甚顯尺脉不至此平時斲喪根源虧損因不勝其邪元氣不能主持本非狂症其危更甚於狂也法當大補又有急下者或下後厥回尺脉至煩燥少定此因邪氣少退正氣暫復微陽少伸也須臾邪氣復聚前症復起勿以前下得效今再下之下之速死急宜峻補補不及者死此症表裏無大熱下症不備者庶幾可生

鄭云此症坐臥不寧如狂之狀六脉不顯尺脉不至乃根元虧損不勝其邪故煩躁不寧此類陰躁矣法當大補若未經

汗下。邪猶未解。大補尚恐助邪。宜倣傷寒尺脉不至。先用黃耆建中之法。若更誤汗下者危。宜準傷寒發汗若下之病仍不解煩躁者。用茯苓四逆湯法。甚者卽傷寒振振欲擗地之狀。乃亡陽也。當用眞武湯急救。本論惟云大補峻補而不立方主治。遵仲景法。以補不備。

汪云。時疫變循衣摸床之候。乃氣血大虧。蓋肝藏血。自寅至申行陽二十五度。諸陽用事。氣爲肝所使。肺主氣。自申至寅行陰二十五度。諸陰用事。血爲肺所用。疫陷厥陰。肝血爲疫熱所耗。而肺氣鼓舞。靜反得動之象。治法血虧而多火者。六味歸芍湯加生麥散補水生肝以鎮肺氣之鼓動。氣虛無火者。八味歸芍湯加生脉散補陽生陰以引肺氣之斂藏。且此症雖精氣兩虧。而補氣之藥爲更勝。經曰陽氣者精則養神。柔則養筋是也。王肯堂云。循衣撮空摸床。多是大虛之候。不問雜病傷寒。以大補之劑投之。多有得生者可見古人先得我心之同矣。若實熱之極而變是症。雖有急下之例亦必須細按脉之有力無力。然後再投承氣庶免操刀殺人之禍也。

神虛譫語

應下稽遲。血竭氣耗。內熱煩渴譫語。諸下症具。而數下之渴熱

並減下症悉去五六日後譫語不止者不可謂之實此邪氣去元神未復宜清燥養榮湯加辰砂一錢鄭聲譫語有虛實之分不兩立名色

汪云數下之後神虛譫語非譫語乃鄭聲也即內經所謂言而微終日乃復言者此奪氣是也蓋少陰大虧神去昏亂語言無序清燥養榮不可以同元氣宜十全大補湯人參養榮湯八味生脉湯之類庶可救逆耳

數下亡陰

疫邪未盡不得已而數下之間有兩目加澁舌復枯乾津不到

咽唇口燥裂緣其人所禀陽臟素多火而陰虧今重亡津液宜清燥養榮湯設渴熱未除裏症仍在宜承氣養榮湯

汪云數下熱渴未除裏症仍在乃邪盛正虛難以逐邪外出既經數下元氣已虧豈容更投承氣養榮而剝削太過耶必須救陰養正加以解毒庶免虛虛之戒正旺而邪亦達表矣夫數下必亡津液而傷正氣致舌枯乾津不到咽唇口燥裂清燥養榮惟陽臟多火而體實者可用若體虛而水虧者六味歸芍湯加麥冬童便方爲合法也

下後脉浮

裏症下後脉浮而微畧也數身微熱神思或不爽此邪熱浮於肌表裏無壅滯也雖無汗宜白虎湯使邪從汗解若大下後或數下後脉浮空而數按之豁然如無宜白虎加人參覆杯則汗出下後脉浮而數原當汗解遷延五六日脉症不改仍不得汗者以其人或自利經久或素有他病先虧或本病日久不痊或反復數下以致週身血液枯涸故不得汗白虎辛涼除肌表散漫之邪熱加人參以助週身之血液于是經絡潤澤元氣鼓舞腠理開發故得汗

汪云大下數下後脉浮數而空按之豁然如無人參白虎不

宜輕投也。據云其人或自利經久。或本病日久不痊。或素有他疾先虧。或反復數下血液枯涸。故不得汗。是固然矣。何仍用人參白虎。寒凉太過。焉得腠理開發。得汗而解耶。况人參之力不足以敵白虎之寒。而脉按如無。其中或有亡陽元氣大敗。亦未可知。白虎之投。可不慎歟。

下後脉復沉

裏症脉沉而數。下後脉浮者。邪氣達表。當得汗解。今不得汗。後二三日脉復沉者。膜原餘邪復瘀到胃也。宜更下之。更下後脉再浮者。乃當汗解。宜白虎湯。

汪云亦有下後正虛而脉浮者若至二三日後脉復沉細不能任按此屬大虛速宜急補不可概泥更下之例

下後邪復聚

裏症下後脉不浮煩渴減身熱退越四五日倘無飲食勞復而復發熱者乃膜原尚有餘邪隱匿因而復發宜再下之即愈但當少與慎毋過劑以邪氣微也

汪云下而再下體實者固宜矣若體虛者必不可再下再下而大傷元氣不惟發熱不退反內傳而陷陰矣蓋邪氣既微宜診脉之有力無力或數或遲觀體素陰虛陽盛或怯或弱

然後細察脾陰虛者則和中而益血腎陰虛者則滋陰而生津胃陽虛者則温中而補土腎陽虛者則補氣而益元餘邪不攻自退又何必泥定承氣一法禍人於反掌間哉

下後身反熱

應下之症下後當脉靜身凉今反發熱者此內結開正氣通鬱陽暴伸也如爐中伏火撥開雖焰不久自息此與下後脉反數義同又有疫邪初發本當日漸加熱此時胃尚無邪誤用承氣更加發熱實非承氣使然乃邪氣方張分內之熱也但嫌下早徒傷胃氣耳日後傳胃當再下之又有藥煩者與此懸絕詳載

本條。

汪云下後身反熱。乃內結開。正氣通。鬱陽暴伸。其說是也。第恐下後亡陰。正氣受傷而營虛生熱。未可知也。若胃本無邪。誤用承氣更加發熱。乃邪氣方張。分內之熱。實非承氣使然。其說不然。蓋誤下徒傷胃氣。邪氣益熾。發熱益甚。譬之兵不殺賊。反傷子民。城郭空虛。賊勢彌張。不敗不已。承氣誤投。亦猶是也。

下後脉反數

應下失下。口燥舌乾而渴。身反熱減。四肢時厥。欲得近火壅被。

此陽氣伏也。既下厥囘。去爐減。被脉大而加數。舌上生津。不思飲水。此裏邪去鬱陽暴伸也。宜柴胡清燥湯。去花粉知母加葛根。隨其性而升泄之。此症類白虎。但熱渴既除。又非白虎所宜也。

下後間服緩劑

下後或數下。膜原尚有餘邪。未盡傳胃。邪熱與衛氣相併。故熱不能頓除。當寬緩兩日。俟餘邪聚胃。再下之。下後宜柴胡清燥湯調理。

柴胡清燥湯

柴胡　黃芩　陳皮　甘草　花粉　知母　薑棗煎服

下後反痞

疫邪留於心胸，令人痞滿，下之痞應去，今反痞者，虛也。以其人或因他病先虧，或新產後氣血兩虛，或稟賦嬌怯，因下益虛，失其健運，故痞滿。若更用行氣破氣之劑，轉成壞症，宜參附養營湯。

參附養營湯

生地三錢　當歸一錢　白芍一錢　人參一錢　乾薑一錢炒　附子七分

果如前症，一服痞如失。倘有下症，下後脈實，痞未除者，再下

之此有虛實之分一者有下症下後痞卽減者爲實一者表雖微熱脈不甚數口不渴下後痞反甚者爲虛若潮熱口渴脈數而痞者投之禍不旋踵

鄭云下後反痞痞在上焦本爲氣分之病不干於營雖有參附乾薑恐不敵歸地芍葯之兩倍然辨論虛實甚詳若寒熱混淆難施純熱當倣仲景治法嘔而發熱柴胡症具而以他藥下之心下滿而不痛者以半夏瀉心湯主之　若心下痞而復惡寒汗出者用附子瀉心湯主之亦寒熱互用此仲景之成法宜叅症而治焉因本論以養營立名夾用歸地芍藥

又不若三黃苦而瀉痞，辛以散結也。附註以備採用。

楊敬甲曰：嘗聞舒馳遠先生傷寒論註曰：痞症諸條，皆由誤汗誤下所致，實由心下無陽，故陰獨痞塞也，法宜助陽破陰，散逆滌飲，豈可反用三黃以屏絕其陽而直殺之耶。至註附子瀉心則曰：必陽熱結于上，陰邪結于下，乃為的對之方。若陰氣上逆之痞，必不可用也。然諸瀉心湯非仲景方也。鄭云痞乃氣病，地歸芍養營，不得同參附用，是矣。所補註二瀉心，未是。不若擇景岳痞滿門治實痞虛痞之方治之，愚常採用有效，因附管窺。○虛痞之治，似乎參附為必用之藥也。

下後反嘔

疫邪留于心胸，胃口熱甚，皆令嘔不止，仍兼心下脹滿、口渴、發熱等症，此應下之症。下之，諸症減去六七，嘔亦減半，再下之，脹除熱退渴止向則數日不眠今則少寐嘔獨轉甚此疫毒去胃氣虛寒也少進粥飲便欲吞酸宜半夏藿香湯一服嘔立止穀食漸進。

半夏藿香湯

半夏　藿香　乾薑　茯苓　陳皮　白术　甘草

汪云此方爲下後胃寒作嘔之聖藥也

奪氣無汗

温疫下後脉沉下症未除再下之下後脉浮者法當汗解三五日不得汗者其人預亡津液也　一人温疫得下症日久失下

日逐下利純臭水晝夜十數行乃致口燥唇乾舌裂醫者按仲景協熱下利法投葛根黃連黃芩湯轉劇邀余診視乃熱結旁流急與大承氣湯一服去宿糞甚多色如敗醬粘膠臭惡是晚痢頓止次日服清燥湯一劑脉尚沉再下之脉始浮下症減去肌表僅存微熱此應汗解尙不得汗然裏邪既盡中氣和平飲食漸進半月後忽作戰汗表邪方解葢緣下痢日久表裏枯燥之極飲食半月津液漸同方能得汗所謂積流而渠自通也可見脉浮身熱非汗不解血燥津枯非液不汗昔人以奪血無汗今以奪液亦無汗血液雖殊枯燥則一則知温疫非藥可得汗

者矣

汪云汗生於陰補陰可以發汗六味加人參壯水益陰自然津津汗出吳君謂血液枯燥非藥可得汗其信然耶

奪氣不語

時疫下後氣血俱虛神思不清惟向牀裏睡似寐非寐似寤非寤呼之不應此正氣奪與其服藥不當莫如靜守虛回而神思自清語言斯爽若攻之脈必反數四肢漸厥此虛虛之禍危在旦夕凡此見症表裏無大熱者宜人參養營湯補之能食者自然虛回而前症自除設不食者正氣愈奪虛症轉加法當峻補

鄭云。經言熱病瘖瘂不言。三四日不得汗出者死。此爲未經汗下者言也。若經下後。神思不清。呼之不應。面壁昏臥。此亡陽也。若亡陰。則人參養營湯矣。如表裏無大熱而妄攻之致四肢漸厥。危在旦夕。宜急回陽。惟四逆理中輩庶可拯危。人參養營何能克濟。若能食能言。眞元未脫。脉靜神安者。又當靜守本論。但言法當峻補。而不立方。借擬傷寒治法補之。

楊啟甲曰。疫失汗下。原有不語之症。此惡候也。惟多服竹瀝可以奏效。此之不語。當着眼下後奪氣四字。與失汗失下之不語。迥不侔矣。

病愈結存

温疫下後脉症俱平腹中結塊按之則痛自覺有所阻而膨悶或時有升降之氣往來不利常作蛙聲此邪氣已盡宿結尚未除也此不可攻攻之徒損元氣氣虛益不能傳送終無補於治法須飲食漸進胃氣稍復津液流通自能潤下也常遇病愈後食粥半月結塊方下堅黑如石

汪云此係下後津液虧而陰血耗腸胃不潤燥熱結聚必須甘潤生津之品進之則腸胃潤而燥結通矣若脾胃虛寒不能健運凝結成形作痛而中州脹悶者則又利於温補者也

病愈下格

温疫愈後脉症俱平大便二三旬不行時時作嘔飲食不進雖少與湯水嘔吐愈加此爲下格葢下既不通必反於上設誤認番胃乃與牛黄狗寳及誤作寒氣投藿香丁香二陳之類誤也宜調胃承氣熱服頓下宿結及溏糞膠粘惡物則嘔吐立止所謂欲求南風須開北牖也嘔止慎毋驟補若少與參者則下焦復閉嘔吐仍作此與病愈結存彷彿但彼妙在徃來蛙聲一症故不嘔而能食可見毫厘之差遂有千里之異二者大便俱閉脉靜身凉而一安一危者在氣通氣塞之間而已

汪云。温疫愈後。脉症俱平。大便二三旬不通。時時作嘔。有熱傷津液。大腸秘結。而胃中虚熱上冲者。蓋下不通而上逆。宜用生津潤燥清胃之藥。自然大便下行。而嘔吐立止。調胃承氣。恐不利於病後秘結作嘔之症。又有腎陽虚衰。脾胃虚寒。食入反出。大便二三旬不解。脉必細遲。或虚大無力。宜用理中湯。或當歸四逆湯。甚則八味湯爲穩。調胃承氣。更非所宜矣。

病愈氣復

嚴正甫室。温疫後。脉症俱平。飲食漸進。忽然肢體浮腫。別無所若此氣復也葢大病後血未盛氣暴復血乃氣之依歸氣無所依故為浮腫嗣後飲食漸加浮腫漸消若誤投行氣利水之藥則謬矣　張德甫患禁口痢無度骨立後痢減仍毫不能食以人參一錢煎飲瞬息身腫如氣毬自後飲食漸進腫漸消腫間已有肌肉矣

病愈水氣

大病後三焦受傷不能通調水道下輸膀胱肢體浮腫此水氣也與氣復懸絕宜金匱腎氣丸及腎氣湯若誤用行氣利水藥必劇凡足冷肢體常重為水氣足不冷肢體常輕為氣復

病愈類痿

余桂玉室溫疫後四肢脫力如癱瘓數日後右手始能動又三日左手方動又俞桂崗子婦所患皆然啟甲補註。此證宜養血潤燥最效

勞復

疫邪已退脉症俱平但元氣未復或因梳洗沐浴多言妄動甚至舟騎勞頓遂至發熱前症復起惟脉不沉實爲辨此爲勞復蓋氣爲火之舟楫今眞氣方長勞而復折眞氣旣虧火亦不前如某經氣陷則火隨陷于某經陷于經絡則爲表熱陷于臟腑則爲裏熱虛甚熱甚虛微熱微治法輕則靜養可復重則大補

氣血候眞氣一回血脉融和表裏通暢所陷之火隨氣輸泄自然熱退而前症除矣若誤用承氣及寒凉剝削之劑則變症蜂起卒至殞命宜安神養血湯

安神養血湯

熟地　當歸　白芍　茯神　遠志　棗仁　桔梗　陳皮

甘草　加圓眼肉水煎服

汪云勞復發熱不同初病之熱輕則靜養重則補氣血此論極是但用藥之中有養營補中益氣二方爲勞復對症之藥經曰勞者温之是也附此以補未備

食復

瘥後飲食所傷或吞酸作噯或心腹脹滿而加發熱者爲食復輕者損穀自愈重則消導方痊

自復

若無故自復者以疫邪未盡此名自復當問前得某症所發亦某症并曾服何藥而愈稍與前藥以徹其餘邪自愈

温瘧

凡瘧寒熱如期而發餘時脉靜身凉此常瘧也以瘧法治之設傳胃者必現裏症名曰温瘧以疫法治者生以瘧法治者死裏

症者下症也下後裏症除寒熱獨存者是温疫減瘧症在也瘧邪未除者宜疎邪去瘧勢衰者宜截久瘧挾虛者宜補疎以清脾飲截以不二散補以四君子湯方見瘧門茲不載

感冒兼疫

疫邪伏而未發因感冒風寒觸動疫邪相繼而發既有感冒之因由復有風寒之脉症先投發散一汗而解一二日續得頭痛身痛潮熱煩渴不惡寒此風寒去疫邪發也以疫法治之

楊啟甲曰疫症之發當於潮熱煩渴不惡寒三症參之方得

瘧疾兼疫

瘧疾二三發。或七八發後。忽然晝夜發熱。煩渴不惡寒。舌上胎刺。心腹痞滿。飲食不進。下症漸具。此時疫已著。瘧疾隱也。用疫法治之。此先瘧後疫

時疫晝夜純熱。心腹痞滿。飲食不進。下後脉靜身凉。或間日。或每日時惡寒而復發熱如期者。此温疫解。瘧邪未盡也。以瘧法治之。此先疫後瘧

楊敬甲曰。寒熱如期爲瘧。晝夜發熱不惡寒爲疫。此二症當細心辨之。

温疫兼痢

凡下痢膿血，更兼發熱而渴，心腹痞滿，嘔而不食，此疫痢兼症，最爲危急。夫疫者胃家事也，疫邪傳胃，必從下解，其邪之出，必藉大腸之氣傳送而下，方愈。若痢者，大腸內事也，大腸既病，失其傳送之職，故正糞不行，純乎下痢膿血，向來穀食停積在胃，直須大腸邪氣將退，胃氣通行，正糞自此而下，始能復其傳送之職。今大腸失職，正糞尚自不行，又何能與胃載毒而出？毒既不出，羈留在胃，最能敗壞真氣，在胃一日有一日之害，一時有一時之害，勢必耗氣摶血，神脫氣盡而死。凡遇是症，在痢尤爲吃緊。疫痢俱急者，宜檳榔順氣湯，一舉兩得。

檳榔順氣湯　專治下痢頻數裏急後重兼舌胎黃得疫之裏症者

檳榔　白芍　枳實　厚樸　大黃　生薑煎

汪云疫痢兼症疫中有痢症痢卽是疫也疫不宜下痢亦忌下常見疫病下後昏沉傳三陰之危症痢病下後耗元變呃逆之險候蓋痢乃濁邪中下亦感受不正之氣能傳染於人若兼發熱而渴復痞滿而嘔是痢之最重者不分體之虛實只謂推下則邪可解在體實者無害體虛者必危世人虛多實少醫又喜攻惡補不識養正卽邪自退之法一見枳芍順

氣湯莫不稱善。豈知殺人之禍正在此方乎。余因歷試歷驗。不得不表明之。

楊啟甲增補

佐關煎

廣陳皮　厚朴　炒扁豆　猪苓　澤瀉

肉桂　干姜

胃關煎

熟地黃　山藥　炒白扁豆　炙甘草　乾薑

當歸　白术

六味回陽飲

人參　附子　炮姜　甘草　熟地　當歸

大便

熱結傍流。協熱下利。大便秘結。大腸膠閉。四者總之邪在裏。其症不同者、在乎通塞之間耳

熱結傍流者。熱邪將糞結住不能下。糞旁止能流下臭水并所進湯藥。此句當如是講。以胃家實內熱壅閉。先大便閉結。續得下利。純臭水。全然無糞。日三四度。或十數度。宜大承氣湯。得結糞而利自止。倘服之不得結糞。仍下利并臭水及所進湯藥。因大腸邪盛。失其傳送之職。知邪仍在

也病必不減宜更下之

協熱下利者其人大便素不調邪氣忽乘于胃便作煩渴其泄瀉一如平時稀糞而色不敗其敗色但焦黃而已此伏邪傳裏不能稽留于胃至午後潮熱便作泄瀉子後熱退泄瀉亦減次日不作潮熱利亦止為病愈倘潮熱未除利不止者宜小承氣湯以徹其餘邪而利自止利止二三日後午後忽加煩渴潮熱下泄仍如前症此伏邪未盡復傳到胃也治法同前（傷寒協熱下利與此不同凡遇瘟疫下利之症當先問其平日大便調否以便施治）

大便閉結者疫邪傳裏內熱壅鬱宿糞不行蒸而為結漸至更

硬下之結糞一行瘀熱自除諸症悉去如遇不任攻者用蜜胆二導法

大便膠閉者其人平素大便不實設遇疫邪傳裏但蒸作極臭且如膠粘至死不結但愈蒸愈閉以致胃氣不能下行疫毒無路而出不下卽死下之但得粘膠一去下症自除霍然而愈

溫疫愈後三五日或數日反腹痛裏急者非前病復也此下焦別有伏邪所發欲作滯下也發于氣分則爲白積發于血分則爲紅積氣血俱病紅白相兼邪盡痢止未止者宜芍藥湯見前

愈後大便數日不行別無他症此足三陰不足以致大腸虛燥此不可攻飲食漸加津液流通自能潤下也覺穀道夯悶宜蜜

導或胆導甚則六成湯

愈後脉遲細而弱每至黎明或夜半後便作泄瀉此命門眞陽不足宜七成湯或亦有雜症屬實者宜大黃丸下之愈此症絕少不可不審愼

楊敬甲曰此瀉絕不關瘟疫乃病後腎瀉也故以五更溏泄法治之

六成湯

熟地　當歸　白芍　天冬　麥冬　肉蓯蓉　目後更燥者宜六味丸減澤瀉此減澤瀉亦當減茯苓二藥大利小便小便益利大便益結也不可不知

七成湯

補骨脂　熟附子　茯苓　人參　炙草　五味子　服之愈。若復發者。八味丸倍附子。

小便

熱到膀胱。小便赤色。邪到膀胱。干于氣分。小便膠濁。干于血分。溺血畜血。留邪欲去。小便數急。膀胱不約。小便自遺。此症虛實寒熱皆有不獨瘟疫膀胱熱結。小便閉塞。此症總無虛寒雜症亦有之不獨瘟疫熱到膀胱者。其邪在胃。胃熱注于下焦。在膀胱但有熱而無邪。惟令小便赤色而已。其治在胃。或清或下邪到膀胱者乃疫邪分布下焦膀胱實有之邪不止於熱也從胃家來治在胃（攻下）兼治膀胱（分利）若純治膀胱胃氣（兼熱邪言）乘勢擁入膀胱非其治也若腸胃無邪獨小便急數或下白膏如馬溺此邪干氣分其治在膀胱宜猪苓湯

猪苓湯　邪干氣分者宜之（此純利小便）

猪苓　車前　澤瀉　木通　甘草　滑石　燈心引

桃仁湯　邪干血分者宜之（此行血兼養血）

桃仁　阿膠　丹皮　當歸　滑石　如小腹痛按之硬痛小便自調有蓄血也加大黃三錢甚則抵當丸（原方一也加大黃二也抵

當三也隨其病之輕重施治。

應下諸症

頭脹痛胃家實氣不下降。下之痛立止。若初起頭痛。別無下症者。不可下。邪在經也。

目赤　咽乾內熱極宜下

鼻孔如煙煤疫毒在胃宜下

汪云鼻如煙煤。亦有用壯水益陰大補之劑而退者。勿拘下法。

唇燥裂　唇色焦　唇口皮起　口臭胃熱多有此等症固當下但唇口皮起仍當用別症互較

口燥渴 更兼有下症者。宜下之。下後邪去胃和。渴自減。若服花粉門冬知母。冀生津止渴。殊謬。若大汗脉長洪而渴者。未可下。宜白虎湯。汗更出。身凉渴止。

舌白胎漸變黃胎 邪在膜原胎白。邪在胃家胎黃。胎老變沉香色。白胎未可下。黃胎宜下。

汪云脉實症實者黃胎可下否則黃胎非下症也

白砂胎 白胎乾硬如砂皮。一名水晶胎。乃自有白胎時。津液乾燥。今邪雖入胃。不能變黃也。宜急下之。 白胎潤澤者。邪在膜原也。邪微胎亦微。邪氣盛。胎如積粉。滿布其舌。未可下。久而胎色不變。別有下症。服三消飲。次早舌即變黃。

舌黑胎 邪毒在胃。薰騰于上而生黑胎。有黃胎老而變焦黑者。有津液潤澤作軟黑胎者。有舌上乾燥作硬黑胎者。下後二三日。黑皮自脫。 又有一種舌俱黑而無胎。此經氣。非下症也。妊娠多見此。陰症亦有此。並非下症。 下後裏症去。舌尚黑者。胎皮未脫也。不可再下。必有下症。方可下。舌上無胎。且無下症。誤下。舌反見黧黧黑色者。危急。當補之。

鄭云此少陽虛寒症宜人參四逆湯

舌芒刺　熱傷津液此疫毒之最重者急當下老人微疫無下症舌上乾燥易生胎刺用生脈散生津潤燥芒刺自去

舌裂　日久失下血液枯極多有此症又熱結旁流日久不治在下部則津液消亡在上部則邪火毒熾亦有此症急下之裂自滿

楊敬甲曰舌裂自滿未之見也雖病愈終不能無痕

舌短　舌硬　舌卷　皆邪氣盛眞氣虧急下之邪毒去眞氣回舌自舒

汪云眞氣虧下藥宜愼用

心下滿　心下高起如塊　心下痛　心下脹而且痛　腹脹滿　腹痛按之愈痛　皆胃家邪實內結氣閉宜下之氣通即已

大便閉　轉矢氣極臭更有下症。下之無辭。有血液枯竭者。無表裏症。爲虛燥宜蜜。胆導法。大腸

膠閉　協熱下利　熱結旁流講俱見前。

小便閉以大便不通。氣結不舒也。大便行。小便立解。誤服行氣利水藥無益。小便赤黑　涓滴作

痛　小便極臭皆內熱之極。宜下。

四逆　脉厥　體厥並屬氣閉。陽氣內欝。不能四布于外。胃家實也。宜下。下後反見此症者。爲虛脫宜補。

汪云。有下後而見虛脫。則不可下。與其受害於既下之後。不

如謹慎于未下之先也。

揚手擲足　脉沉而數　氣噴如火俱內熱極宜下。

汪云。必脉沉而數。按之有力。方是實熱。下之無疑。否則有假

熱。用八味湯而退火者。不可不知

善太息 胃家實。呼吸不利。胸膈痞悶。每長吁其氣。始覺寬鬆。

楊敬甲曰善太息疫症雜病俱有。當脉症相參看始得。

發狂 胃家實。陽氣盛。宜下。有虛煩似狂。有因欲汗作狂。並詳見本條。

潮熱 熱因時發。邪在胃有此症。宜下。然又有不可下者。詳載似裏非裏熱入血室。神虛譫語。三條內。

楊敬甲曰凡治病少不得望聞問切四字。如上所列下症。其熱其症尚有虛實眞假。必當加意審慎。藥不妄投。方是活人高手。

應補諸症

向謂傷寒無補法者，蓋傷寒時疫均是客邪，然傷於寒者，不過風寒，乃天地之正氣，尚嫌其壅實而不可補；今感疫氣者，乃天地之毒氣，補之則壅塞其毒，邪火愈熾，設誤補之，爲害尤甚於傷寒。此言其常也。及言其變，則又有應補者，或日久失下，形神幾脱，或久病先虧，或先受大勞，或年老枯竭，皆當補瀉兼施。設因下而增虛症者，宜急峻補。（虛症散見諸條）補之虛症稍退，切忌再補。（詳見前虛症條）補後虛症不退，及加變症者危。下後虛症不見，乃臆度其虛，輒用補劑，法所大忌。凡用補劑，本日不見佳處，卽非應補。蓋人參爲益元氣之極品，開胃氣之神丹，下咽立效。若用參之

後元氣不同胃氣不轉者勿謂人參之功不捷蓋因投之不當耳急宜另作主張若恣意投之必加變症如加而更投之者死

汪云傷寒時疫非無補法也仲景三百九十七法一百一十三方用人參者不少即時疫雖不同於傷寒而受邪則一實者受邪補之反助邪火虛者受邪補之反可禦邪概以誤補爲害恐非確論摭云日久失下形神幾脫或久病先虧或先受大勞或年老枯竭吳君雖最惡補劑至此不能不云補矣况疫邪所感安必其盡體實者乎

楊敢甲曰吳君喜攻忌補布滿論中矣讀其書者鮮不放胆

用攻。且忘却仲聖傷寒論忌攻之大戒矣。夫攻之法。惟體實者可以當之。觀論中諸法。遇陽熱實症。則百發百中。君得毋謂時疫多三陽實熱症。而無三陰虛寒症乎。余于是遐思歷代醫家之書。無所偏倚者。其景岳全書乎。學者讀瘟疫論。可不先讀傷寒論及諸名家註。併讀景岳全書乎。

藥煩

應下失下。眞氣虧微。及投承氣。下咽少頃。額上汗出。髮根燥癢。邪火上炎。手足厥冷。甚則振戰心煩。坐臥不安。如狂之狀。此中氣素虧。不能勝藥。名爲藥煩。凡遇此症。急投薑湯。卽已。或再用

藥中加生薑汁煎服則無此狀矣更宜勻兩次服以防嘔吐不納

汪云眞氣虛微及投承氣而大傷元氣手足厥冷振戰心煩坐臥不安如狂之狀此因承氣而大傷元氣卽傷寒振振欲擗地之狀非大温大補必有大變吳君謂中氣素虧不能勝藥名曰藥煩竟不用温補之藥以養胃氣而惟投生薑湯以救逆噫薑湯果可以救逆者乎

停藥

服承氣湯腹中不行或次日方行或半日仍吐原藥此因病久

失下中氣大虧不能運藥名爲停藥乃天元幾絶大凶之兆也宜生薑以和藥性或加人參以助胃氣更有邪實病重劑輕亦令不行

鄭云此症本論謂病久失下中氣大虧致服承氣湯腹中不行半日仍吐原藥夫食久反出是無火也旣半日仍吐原藥則非胃熱乃胃氣虚冷不任苦寒可知此症定因誤下所致而本論旣謂天元幾絶大凶之兆其主用止人參生薑二味此非回天救凶之品況加入承氣湯乎若更肢冷脉沉卽宜四逆湯加人參倣呃逆治法至于寔邪病重胃中壅閉輕劑

不行者。必不似此半日。仍吐原藥也。前條藥煩。較此稍輕治須同法。

論飲

煩渴思飲。酌量與之。若引飲過多。自覺水停心下。名停飲。宜四苓散。如大渴思飲冰水及冷飲。無論四時。皆可量與。蓋內熱之極。得冷飲相救甚宜。能飲一升。止與半升。寧可少頃再飲。至于梨汁、藕汁、蔗漿、西瓜。皆可備不時之需。如不欲飲冷。當易百滾湯與之。必至不思飲。則知胃和矣。

四苓湯

茯苓　澤瀉　猪苓　陳皮

長流水煎服古方有五苓散用桂枝者以太陽中風表症未罷併入膀胱用四苓以利小便加桂枝以解表邪為雙解散猶之少陽併于胃以大柴胡通表裏而治之之意今人但見小便不利便用桂枝則誤矣彼胃本無邪者故五苓用白朮以健中今不用白朮者疫邪傳胃而渴白朮性壅恐以實填實也加陳皮者和中理氣也

論食

時疫有首尾能食者此邪不在胃切不可絕其飲食但不宜多

食耳有愈後數日微熱不思者此微邪在胃正氣衰弱强與之卽爲食復有下後一日便思食食之有味當與之先與米飲一杯加至茶甌漸進稀粥不可盡意飢則再與如忽加吞酸反覺無味乃胃傷也當停穀一日胃氣復復思食仍如漸進法有愈後十數日脉靜身凉表裏俱和但不思飲食者此中氣不甦當與粥迎之得穀後卽思食覺飢如久而不思食者以人參一錢煎飲少引胃氣但覺思食卽可勿服

調理法

凡人胃氣强盛可飢可飽若久病之後胃氣薄弱最難調理蓋

胃體如竈。胃氣如火。穀食如薪。合水穀之精微。升散爲血脉者如焰。其糟粕下轉爲糞者如燼。是以竈大則薪多火盛。則薪斷而餘焰猶存。若些小鐺釜。只宜薪數莖。稍多則壅滅。稍斷則火絶矣。若夫大病之後。客邪新去。胃口方開。幾微之氣。所當接續。多與早與遲與。皆非所宜。須先與粥飲。次糊飲。次糜粥。循序漸進。先後勿失其時。當設爐火。晝夜勿令斷絶。以備不時之用。思穀則與。稍緩則胃飢如灼。再緩則胃氣傷。反不思食矣。既不思食。雖食亦弗化。弗化則傷而又傷。若幸不思食復者。又當如初進法。若再多與及食粘硬之物。胃氣壅甚。必脹滿難支。形神俱脱而死矣。

婦人時疫

婦人傷寒時疫與男子無二惟經水適來適斷及崩漏産後與男子稍有不同夫經水之來乃諸經血滿歸注于血室下泄爲月水血室一名血海卽衝任脉爲諸經之總任經水適來疫邪不入于胃乘勢入于血室故夜發熱譫語葢衛氣晝行于陽不與陰爭故晝則明了夜行于陰與邪相搏故夜則發熱譫語又有至夜發熱而不譫語者亦爲熱入血室因有輕重之分不必拘于譫語也經曰無犯胃氣及上二焦必自愈葢言胸膈併胃

無邪勿以譫語爲胃實而妄攻之但熱隨血下故自愈若有如結胸狀者血因邪結也當刺期門以通其結治之以小柴胡湯然不如刺者功捷

經水適斷血室空虛其邪乘虛傳入邪盛正虧經氣不振不能鼓散其邪爲難治且經水已斷其邪不能從血以泄邪氣何由即解與適來之時有血虛血實之分宜柴胡養營湯　新産後亡血過多衝任空虛與夫素善崩漏經氣久虛皆能受邪與經水適斷同法治之

汪云時疫發熱經水適來熱從血室爲出路而邪熱之勢可

解第衝任爲血海之地因熱而廹血外泄營氣無有不虛治宜六味歸芎湯加柴胡丹參童便之屬養陰退邪直達血室遵無犯胃氣之旨也若經水適斷感時疫而發熱血海空虛正弱邪强既虧下焦之陰血不可又耗上焦之清氣中焦之胃氣吳君謂與新產亡血同治旨哉言也治法宜六味歸芎湯加玉竹丹參童便之屬或逍遙散加丹皮玉竹沙參之屬補正逐邪塡實血室遵養正而邪自退之旨也若血行而氣分亦弱者宜補中益氣湯或人參養營湯之屬甘溫退熱補陽生陰是在臨症而變通之也若先臨經因時疫而經斷症

如瘧狀其血必結結則留滯而不行宜少柴胡湯加紅花之屬行血通經逐熱下走所謂實者瀉之是也張景岳云血蓄者去之則愈血亂者調之則安調之之法熱者宜凉陷者宜舉虛者宜滋瘀者宜行也

妊婦時疫

妊婦時疫設有應用三承氣湯須隨症施治切不可過慮愼母惑于參术安胎之說病家見用承氣先自驚疑或更左右嘈雜必致醫家掣肘爲子母大不幸若應下之症反用補劑邪火壅鬱熱毒愈熾胎愈不安搏氣搏血胞胎何賴是以古人有懸鐘

之喻梁腐而鐘未有不墮者惟用承氣逐去其邪火毒消散炎搞頓轉爲清涼氣和而胎自固當此症候返見大黄爲安胎之聖藥歷治歷驗子母俱安若待腹痛如錐腰痛如折此將未墮欲墮之候服藥亦無及矣雖投承氣但可愈疾而全母是胎原安不住非因投承氣之故無咎于醫也或曰妊婦而投承氣設邪未逐先損其胎當如之何余曰結糞瘀熱腸胃間事也胎附于脊腸胃之外子宮内事也藥先到胃瘀熱纔通胎氣便得所養是以興利除害于返掌之間何慮之有但毒藥治病病衰七八餘邪漸散慎勿過劑

汪云孕婦感時疫承氣亦宜愼用不若六味加解毒逐疫之藥爲萬全計倘必不得已而用下宜倣黃龍湯之例以兩命懸懸不可以不謹也

凡妊娠時疫設有四損者不可正治當從其損而調之產後同治非眞損而誤補必死是言壯實孕婦

小兒時疫

凡小兒感風寒瘧痢等症人所易知一染時疫人所難窺故擔誤良多蓋由幼科專于痘疹吐瀉驚疳併諸雜症在傷寒時疫甚畧之一也古稱幼科爲啞科蓋不能盡罄所苦以告師師又

安能悉乎問切之義所以但知其身熱不知其頭痛身痛也但知其不思乳食安知其疫邪傳胃耶但見嘔吐惡心口渴下利靑黃臭水以小兒吐瀉爲常事又安知其協熱下利耶凡此總不暇致思爲時疫二也小兒神氣嬌怯筋骨柔脆一染時疫延挨失治即便二目上吊不時驚搐肢體發痙十指拘曲甚則角弓反張乃疫邪遊溢經絡所致及延幼科正合其平日學習見聞之症多悞認爲慢驚風隨投抱龍安神等丸竭盡驚風之劑轉治轉劇因見不啼不語又將神門眉心亂炙艾火雖微內攻甚急兩陽相搏如火加油死者不可勝紀深可痛憫今凡遇疫

毒流行。大人可染。小兒豈獨不可染耶。所受之邪則一。但因其氣血筋骨柔脆。故現症異耳。務宜逐邪清熱。兼解疫毒。故用藥與大人彷彿。凡五六歲以上者。藥當減半。二三歲者。四分之一可也。又腸胃柔脆。少有差誤。為禍更速。臨症尤宜審慎。

汪云。吳君謂小兒氣血筋骨柔脆。所現之症為異。說得極是。但用藥與大人彷彿。而投承氣。此又不然。蓋小兒禀賦既弱。筋骨柔脆。內臟不堅。不及大人之強壯。故一二三日間即現厥少之症。若更投承氣等湯。正氣益敗。頃刻立斃。幼科誤于此法者甚多。又有初病便投達原承氣。即傳厥少兩臟。以致危亡者亦復不少愚見初發用甘豆湯加淸凉之藥一二劑改用六味湯加減救陰退熱甚則加參萬舉萬全否則非盡善之法余因閱歷多年見攻伐者危救元者生故痛切言之勿謂小兒無補致枉人命也

楊啟甲曰小兒偶感時疫於何辨之必有目赤便赤舌乾舌胎黄黑或抖然身熱或身熱烙手或日晡潮熱斑黄麻疹等症方可指其爲疫若妄意雜症爲疫則又失之矣余頗多經歷謹附篇末以告後之學者

小兒大極丸

天竺黃五錢 胆南星五錢 大黃三錢 麝香三分 冰片三分 殭蚕三錢

右爲細末端午日午時修合糯米飯杵爲丸如芡實大硃砂爲衣遇疫症薑湯化服一丸神效

楊啟甲曰此方與篇內議論不合方內惟大黄一味尚屬治疫餘皆是風痰之藥究竟不合乎理勿因神效二字製用也匆匆集成書不辨是與非列於預備七方中誤矣

正名

傷寒論曰發熱而渴不惡寒者爲溫病後人去氵加疒爲瘟卽溫也如病證之證後人去登加正作証後又去言加疒爲症又

如滯下古人為下利膿血蓋以瀉為下利後人加疒為痢要之古無瘟痢症三字乃後人之自為變易者不可因易其文以温瘟為兩病各指受病之原乃指冬之伏寒至春至夏發為温熱又以非時之氣為温疫果爾又當異症異脉不然臨治之際何以知受病之不同也設使脉病不同病原各異又當另立方論治法徒立症名而無方法反令枝節愈繁而正氣愈亂學者未免有多岐之惑夫温者熱之始熱者温之終温熱首尾一體故又為熱病即温病也又名疫者以其延門闔戶如徭役之役衆人均等之謂也今省去彳加疒為疫又為時疫時氣者因其感

時行戾氣所發也因其惡厲又謂之疫厲終于得汗而解故燕冀名爲汗病此外又有風温濕温即温病夾外感之兼症名各不同究其病則一然近世稱疫者衆書以瘟疫名者弗遺其言也後舉傷寒例及諸家所言凡有關于瘟疫其中有誤者恐致惑于來學畧探以正焉

傷寒例正誤

陰陽大論云春氣温和夏氣暑熱秋氣清涼冬氣冷冽此則四時正氣之序也冬時嚴寒萬類深藏君子固密則不傷于寒觸冒之者乃名傷寒耳其傷于四時之氣皆能爲病以傷寒爲毒

者以其最成殺厲之氣也中而即病者名曰傷寒不即病者寒毒藏于肌膚至夏變爲暑病暑病者熱極重于温也

成註內經曰先夏至爲温病後夏至爲暑病温暑之病本于傷寒而得之

正誤按十二經絡與夫奇經八脉無非營衛氣血遍布一身而榮養百骸是以天眞元氣無往不在不在則麻木不仁造化之機無刻不運不運則顚倒仆絶風寒暑濕之邪與吾身之營衛勢不兩立一有所干疾斯作矣苟或不除不危即斃所言冬時嚴寒所傷中而即病爲傷寒不即病者至春變爲

温病至夏變爲暑病夫風寒所傷輕則感冒重則傷寒卽感冒一症風寒所傷之最輕者倘爾頭痛身痛四肢拘急鼻塞聲重痰嗽喘急惡寒發熱當卽爲病不能容隱况冬時嚴寒所傷非細事也反能藏伏過時而發耶且言寒毒藏于肌膚之間肌爲肌表膚爲皮之淺者其間一毫一竅無非營衛經行所攝之地卽感冒些小風寒尚不能稽留當卽爲病何况受嚴寒殺厲之氣且感于皮膚最淺之處反能容隱者耶以此推之必無是事矣凡治客邪大法要在表裏分明所謂未入于腑者邪在經也可汗而已既入于腑者邪在裏也可下

而已果係寒毒藏于肌膚即或過時而發邪氣猶然在表治法不無發散若治温熱病者仍執肌膚在表之邪之説一投發散非徒無益而又害之矣凡病先有病因方有病症因症相參然後始有病名稽之以脉而後可以言治假令傷寒中暑各以病邪而立名今熱病以病症而立名上文所言暑病反不若言熱病者尚可模糊若以暑病爲名暑爲病邪非感盛夏之暑不可以言暑病若言暑病乃是香薷飲之症彼此豈可相混凡客病感邪重則病甚其熱亦甚感邪輕則病輕其熱亦微熱之微甚存乎感邪之輕重也二三月及八九月

其時亦有病重大熱不止失治而死者五六月亦有病輕熱微不藥而愈者凡疫病四時皆有但仲夏感者多春秋次之冬時又次之但可以時令分病之多寡不以時令分熱之輕重也

楊啟甲曰冬傷于寒春必病溫等說自來無人敢駁惟景岳質疑錄始辨其非復有又可先生起而正之隨令溫疫理解大白于世

是以辛苦之人春夏多溫熱病者皆由冬時觸寒所致非時行之氣也凡時行者春應煖而反大寒夏應熱而反大凉秋應凉

而反大熱冬應寒而反大温此非其時而有其氣是以一歲之中長幼之病多相似者此則時行之氣也然氣候亦有應至而不至者或有至而太過者或未應至而至者此成病氣也

正誤春温夏熱秋凉冬寒乃四時之常因風雨陰晴稍爲變易此天地四時之常事未必爲疫也疫乃感天地之戾氣非寒非暑非暖非凉亦非四時交互錯雜之氣乃天地別有一種戾氣多見于兵荒之歲間歲亦有之但不甚耳上文所言長幼之病多相似者此正爲時行之戾氣雖不言疫而疫之意已寓其中矣蓋緣不知戾氣只以交錯之氣爲疫殊不知

四時之氣雖變易于其間及其所感之病終不離其本氣卽如正二月應暖偶因風雨交加而多寒所感之病輕則爲感冒重則爲傷寒應從感冒傷寒法治之但春寒之氣終不若冬時嚴寒殺厲之甚投劑不無有輕重之殊此則應至而不至至而不去之謂也其不離乎本氣者一也又有八九月適多風雨偶有暴寒之氣先至所感之病大約與春寒彷彿深秋之寒終不若冬時殺厲之氣爲重此卽所謂未至而至者也其不離乎本氣者二也卽冬時嚴寒倍常是爲至而太過所感亦不過卽病之傷寒耳其不離乎本氣者三也至于夏

月時而多風雨炎威少息為至而不及時而多亢旱爍石流金為至而太過太過則病甚不及則病微至于傷暑一也其不離乎本氣者四也豈可以不離乎本氣之病而慢指為温疫乎

其冬時有非節之暖名曰冬温

正誤此即未應至而至也按既云冬傷于寒至春變為温病今又以冬時非節之暖為冬温一感于冬寒一感于冬温一病兩名然則脉症治法又何似耶彼夫春寒秋熱冬夏之偏氣倘有觸冒之者固足以成疾亦只可云感寒傷暑耳未

可以言疫也。若夏涼冬暖。轉得春秋之和氣。豈有因氣和而反致疾者。所以但見傷寒中暑未嘗見傷温和而中清涼也。

温暖清涼。未必爲病。又烏可以言疫。

楊啟甲曰。冬有非節之暖。來年四五月間。必有疫症。已驗過數次。至于當時卽病温者。殊少見。

春分後至秋分。天暴寒。此皆時行寒疫也。三四月或暴寒。其時陽氣尚弱。爲寒所折。病熱猶輕。五六月陽氣已盛。爲寒所折。病熱爲重。七八月陽氣已衰。爲寒可折。病熱亦微。其病與温暑相似。但有殊耳。

正誤按四時皆有暴寒但冬時感嚴寒殺厲之氣名傷寒爲病最重其餘三時寒微病亦微又以三時較之盛夏偶有些小風寒所感之病更微矣是傷寒爲病重于冬而暑于三時至夏而又暑之此必然之理也上文所言三四月陽氣尚弱云云者則反見夏時所感寒爲重而冬時感寒爲輕矣豈不于理大違乎又春夏秋三時偶有暴寒所著與冬時感冒相同治法無二但可名感冒不當另立寒疫之名

諸家温疫正誤

雲岐子　傷寒汗下不愈而過經其症尚在而不除者亦温病

也。如太陽症汗下後過經不愈。診得尺寸脉俱浮者。太陽温病也。如身熱目痛汗下後過經不愈。診得尺寸脉俱長者。陽明温病也。如胸脇痛汗下後過經不愈。診得尺寸脉俱弦者。少陽温病也。如腹滿嗌乾。診得尺寸脉俱沉細過經不愈者。太陰温病也。如口燥舌乾而渴。診得尺寸脉俱沉過經不愈者。少陰温病也。如煩滿囊縮。診得尺寸脉俱微緩過經不愈者。厥陰温病也。是故隨其經而取之。隨其症而治之。如發斑乃温毒也。

正誤。按傷寒叙一日太陽。二日陽明。三日少陽。四日太陰。五日少陰六日厥陰爲傳經盡七日復傳太陽爲過經云岐子所言傷寒過經不愈者便指爲温病竟不知傷寒温病自是兩途未有如傷寒而過經變爲温病者凡傳經即傷寒非温病矣温疫但可言浮越不可言傳

汪石山　愚謂温與熱有輕重之分故仲景云若遇温氣則爲温病此叔和之言非仲景本論更遇温熱氣即爲温毒熱比温尤重故也但冬傷于寒至春而發不感異氣名曰温病此病之稍輕者也温病未已更遇温氣變爲温病此病之稍重者也傷寒例以再遇温氣名曰温疫　又有不因冬月傷于寒至春而病温者此

時感春温之氣可名春温如冬之傷寒秋之傷濕夏之中暑相同也

正誤按陰陽大論四時正氣之序春温夏暑秋凉冬寒今感春温之氣可名春温若感秋凉之氣亦可名秋凉病矣春温可以為温病秋凉獨不可為凉病乎弟以凉病似覺難言勉以温病搪塞既知秋凉二字碍口反而思之則知春温命名殊為謬妄矣

以此觀之是春温有三種不同有冬傷于寒至春變為温病者有温病未已再遇温氣而為温病者有重感温氣相雜而為温

病者有不因冬傷于寒不因更遇温氣只于春時感春温之氣而病者此三者皆可名爲温病不必各立名色只要知其病源之不同也

正誤凡病各有因如傷寒自覺觸冒風寒傷食自覺飲食過度各有所責至于温疫乃伏邪所發多有安居靜養倏然而發詢其所以然之故無處尋思求感受之由且自不覺故立論者或言冬時非節之暖或言春之温氣或言傷寒過經不解或言冬時伏寒至春乃發按冬傷于寒春必病温此出自素問乃漢人所撰晉時王叔和又以述傷寒例蓋順文之誤或指冬不藏精春必病温此亦漢人所撰但言斲喪致病不言

因邪致病又見冬之溫病與春夏之溫疫脉症相同治法無異隨以冬時非節之暖牽合而爲病源不思嚴寒酷暑因其鋒利人所易犯故爲病最重至于溫暖乃天地中和之氣萬物得之而發育氣血得之而融和當此肅殺之令權施仁政未有返甞其害者竊嘗考之冬時未嘗溫暖亦有溫病即或暫時溫暖雖有溫病亦無確據既不過猜疑之說烏足爲定論耶或言感三春當令之溫氣爲溫病夫春時自應溫暖責之尤覺無謂或溫病後感溫氣而爲溫病正如頭上安頭或言傷寒後過經不愈爲溫病則又指鹿爲馬活人又以夏應暑而

寒氣折之責邪在心爲夏溫秋應涼而大熱折之責邪在肺爲秋溫轉屬支離陶氏又以秋感溫氣爲秋溫明是雜症敘溫者絡繹議論者各別言愈繁雜而本源愈失使學者反增亡羊之感與醫道何補

活人書云冬傷于寒因暑氣而發爲熱病開口便錯冬傷于寒者爲何因暑氣而發爲熱病乎總不在情理中治與傷寒同有汗宜桂枝無汗宜麻黃如煩燥宜大青龍然須用加減夏至前桂枝加黃芩夏至後桂枝麻黃大青龍加知母石膏或加升麻葢麻桂性熱夏月服之必發斑黃熱病三日外與前湯不瘥脉仍數邪猶在經者桂枝石膏湯主

之此方夏至後代桂枝症用若加麻黃可代麻黃青龍湯症也
若三月至夏爲晚發傷寒梔子升麻湯亦暫用之原註王宇泰述萬歷癸卯李氏一壻應舉南下時方盛暑病熱一太學新讀仲景書自謂知醫投以桂枝湯入腹即斃大抵麻桂二湯隆冬正傷風寒之藥施之溫病倘且不可況熱病乎

正誤按活人以溫熱病用桂枝雖加涼藥終未免有發散之誤不危幸也豈止三日外與前湯不瘥脉勢仍數而已哉至此尚然不悟爲半裏之症且言邪氣猶在經絡仍用桂枝石膏湯至死無悔蓋不識溫熱之源是以不知用藥耳王宇泰及王履非之甚當是以不用麻桂賢于活人遠矣

楊啟甲曰。晚發二字。是仍有冬時寒氣藏于肌膚之說。橫在胸中。故言所藏之寒。不早發于冬春。而晚發于夏也。非吳君一正其誤。又安能破千百年之痼疾乎。

春温　活人書曰。春應温而清氣折之。責邪在肝。　陶氏曰。立春後至夏至前。不惡寒而渴者。爲温病。

夏温　活人書曰。夏應暑而寒氣折之。責邪在心。　陶氏曰。交夏至有頭痛發熱。不惡寒而渴。此名温病。愈加熱者。爲熱病。

秋温　活人書曰。秋應凉而大熱折之。責邪在肺。　陶氏曰。交秋至霜降前。有頭痛發熱。不惡寒。身體痛。小便短者。名濕病。

冬温　活人書曰冬應寒而反大温折之責邪在腎　丹溪曰冬温爲病非其時有其氣冬時嚴寒君子當閉藏而反發泄於外專用補藥帶表藥

正誤按西北高厚之地風高氣燥濕症希有南方卑濕更遇久雨淋漓故傷濕之症隨時有之不待交秋而後然也推節菴之意蓋既以爲至春爲温病至夏爲熱病至秋似不可復言温熱只得勉以濕症抵搪但濕爲雜症不得借來混淆也惟其不知温病四時皆有故說到冬時隨付之不言宇泰因見陶氏不言乃引丹溪非其時有其氣以補冬温之缺豈知

冬時交錯之氣實不可以爲冬温也

其言四時之温蓋不知温之源故春責清氣夏責寒氣秋責熱氣冬責温氣殊不知清寒熱温總非温病之原且以四時專令之臟而受傷如所謂春夏秋冬責邪在肝心肺腎之說其談理拘執不但膠柱鼓瑟且又罪及無辜矣

跋

家外祖麗南楊公者休寧西鄉板橋人也幼好學通經藝而又精於醫及先大舅父殁遂潛心此道今又四十餘年矣其治病也不問富貴貧賤焉只以活人為事而不計其利其術工其志大而正人咸謂古君子也晚年課 時泰 於紅杏山莊嘆曰行世之書充棟不得其要領讀之誤人不小於是數更寒暑將景岳全書重加删述焉書成力不能梓付 時泰 敬受而藏之又慨世之不深究温疫症也乃取温疫論一書細加詳註及見鄭汪二君已有補註乃删自己註集鄭汪註其間惟疫兼痢症汪雖論

檳榔順氣之非亦未發明治法因特出手眼補附汪註後俾後世玩索深求不至妄用攻伐之害至於温疫論中之晦句不亮句悉改易之論證治俱次第之宜攻宜補集鄭汪註辨明之二君刻本湮沒無傳今得家外祖訂正此編重集二註於後眞隔世之知已矣家外祖有言曰世無此二註不善學者勢必攻伐殺人將何日已哉經曰治病必求其本何今人之不能察也時泰聞言愈加奮志　庚子仲秋瘟疫集註成有宗棨黃君見之欲付諸梓人　時泰私心喜曰此非細德也實保民命而能濟衆也

温疫論詳辯

提要　何玲

安徽博物院藏新安孤本珍本醫籍叢刊

第一輯

内容提要

《溫疫論詳辯》，一卷，清代瑩君溥抄録，是一部溫病學專著。

一、作者與成書經歷

瑩君溥，生卒年不詳，安徽歙縣人。

二、版本

《溫疫論詳辯》現存手抄本，抄成年代不詳，現藏於安徽博物院，《中國中醫古籍總目》未載。全本共一冊，四眼綫裝，開本尺寸縱二十三點四厘米，横十四點二厘米，無框。正文半葉九行，每行二十五字。首頁有『靜言思之』字樣和『瑩君溥』刻章，扉頁有『高懸明鏡』字樣和『瑩君溥』『君溥』刻章。

三、基本内容與構成

《溫疫論詳辯》經考證内容為清代醫家戴天章《廣瘟疫論》的手抄本，全書分為封面、扉頁和正文三部分，主要論述溫熱病的辨證論治。首先辨溫疫與風寒之異，特别是溫熱病初起時與風寒外感的辨别及溫疫之五兼十夾症；次則從表、裏兩方面詳列溫疫的不同症狀及部分方藥；最後除介紹五種治療大法外，還簡要介紹了四損、四不足、三複、寒熱虛實真假的辨識和後遺症等。辨證主要通過辨氣、辨色、辨舌、辨神、辨脈五個方面以寒溫對比論述，並有辨時行疫癘與風寒異氣、辨時行疫癘與風寒異受和辨傳經。『五兼』有兼寒、兼風、兼暑、兼虐和兼痢；『十夾』則詳述痰水、食、鬱、血、哮喘、脾虛、腎虛、亡血、疝和心胃痛。表裏症部分詳述發熱、惡寒、寒熱往來、發黄、發疹、發斑等三十二種表證和煩躁、嘔、咳、呃逆、吐蛔、耳聾等四十一種裏證。獨列婦人、妊娠和小兒三種特殊病人。治法上闡述了汗、清、下、和、補五法的概念範圍及應用，並與傷寒之治法進行對照，分出二者的不同。對於臨床上各種常與變的證候，還詳列了方藥隨常變的加減進退。全文句讀表明，著者每於正文左側偏上位置號，題有本頁内容標題。凡涉及辨證及治法關鍵處，以黑色墨或圈或點；所有方劑處，以紅色墨做標記。

四、學術特色

(一)明辨寒溫,提綱挈領

針對傷寒、溫病之不同,本書開篇便進行了對比論述,認為不能以傷寒之法而言溫疫,主要從辨氣、色、舌、脈等方面加以區分。指出傷寒和溫疫雖有類似,但在病程、病勢、傳變等諸多方面存在不同,並從病因病機、表裏證及兼夾證等方面,對溫疫和傷寒的鑒別診斷給予了詳盡的闡述。在每一主題下,先論傷寒、溫疫之區別,再具體論述二者之不同辨治,或先分別論述二者診治不同,再做歸納說明不可偏執傷寒立法辨治溫疫。這種對照論述的方式,集傷寒與溫疫的辨證和論治於一體,條理清晰,層次分明,讓讀者豁然開朗。

(二)五兼十夾、表裏為綱

在辨證的基礎上,注重兼夾證辨治規律,根據患者的素體差異,列出了溫疫的五種兼症和十種夾症。指出瘟邪兼他邪,以瘟邪為重、他邪為輕;夾證屬實者,以夾證為先、瘟邪為後;夾證屬虛者,以治瘟為主、扶正為輔。據此理論,列舉出溫疫常見的七十三種表裏症狀,在各症狀下,先闡明病機並詳述辨證要領,與傷寒進行鑒別,再斟酌方藥施治。此等處理方式,可逐條辨析診治,症狀一目了然,因證立法,隨法遣方,理法方藥一以貫之。

（三）訂立五法，隨常達變

本書討論了治療溫疫的汗、下、清、和、補五種治法，細述了應用範圍與傷寒治法的區别及五法之間的聯合應用。另外，明確指出應明辨臨床證候，靈活運用。作者認為：就汗法而言，時疫汗不厭遲，發汗必兼辛凉辛寒以救陰，治表必通裏；就下法而言，溫疫下不厭早，在下其鬱熱，且不論表邪罷與不罷，但兼裏證即下，上焦有邪亦可下。又言溫疫為熱證，未有不當清者，其在表宜汗，使熱從汗泄，汗法亦清法也；在裏宜下，使熱從下泄，下法亦清法也；並認為汗、下、清三法可合而用之。再言兩種對立的治法同用，即稱之為『和』法，寒熱並用謂之和，補瀉合劑謂之和，表裏雙解謂之和，平其亢厲謂之和。最後提出溫疫本不當補，但有屢經汗下清解不退者，必為本虛，當明辨陰陽，施以補陰補陽之法。對於臨床上各種常與變的證候，還詳列了方藥隨常、變的加減，充分體現了辨證論治思想，有效避免了失治、誤治。

（四）審察虛實，因人制宜

書中最後一部分將疫證後遺症、婦人、孕婦、小兒等疫證辨治專門列出，並針對患者體質不同提出溫疫患者四損、四不足，使整個體系更加完備。四損為大勞、大欲、大病、久病後，此類患者素有宿疾，複感疫邪；四不足指氣虚、陰虚、陽虚、血虚體質。著者重視臨床患者的年齡、性別差異和體質不同，在溫疫治療過程中堅持因人制宜的思想，對於當今臨床實踐仍具有重要指導意義。

安徽中醫藥大學　何　玲

静言思之

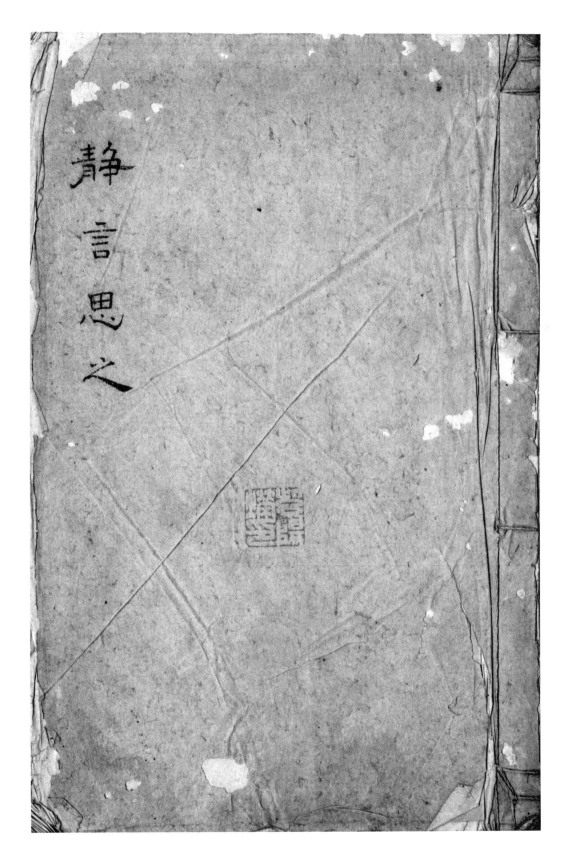

高懸明鏡

温疫論詳辯

一辯氣

風寒氣從外收斂而入内。故為病無臭氣觸人。間有作臭氣者。必待數日之後。轉陽明腑症之時而後有之。然其臭亦只作腐氣。不作尸氣。温疫氣從中而蒸達於外。故病即有臭氣觸人。重則蒸蒸然一室如開甑。輕亦充於睡卧牀帳之處。且專作尸氣。不作腐氣。所以然者。人之一身。内而藏府血氣。外而經絡營衛。得生氣則香。得敗氣則臭。温疫者敗氣也。人受是氣。自藏府而蒸出于肌表。凡氣血津液無不逢蒸而敗。因敗而溢。溢溢出而盛衰。故充塞有遠近也。又五行各有臭氣。如木臊金腥心焦脾香腎腐之類。然其氣皆五行之正氣。故指而名之為臊為腥為焦為香為腐。若溫疫乃天地之雜氣。故非臊非腥非焦非香非腐。而其觸人不可名狀。鼻觀精者自能辯之。若不能辯。但登廁留神辯糞氣。凶地留神辯屍氣。則自了了分明矣。能辯其氣是溫疫而非傷寒。則凡於頭痛發熱諸表症。自不誤用辛溫發散。于諸裏症當清當下者。自不遲回瞻顧矣。

二辯色

風寒主收斂。斂斂則急。故其面色多繃急而光潔。溫疫主蒸散。散散則緩。故其面色多鬆緩，而垢晦，緣人受蒸氣，則津液上溢于面。凡頭目之間多垢，多滯，或如油膩，或如烟薰，望之可憎者，皆溫疫之色也。一見此色，雖有頭痛、發熱，症不宜輕用辛熱發散。一見舌黃煩渴，諸裏症，自不拘于下不厭遲之説矣。

三辯舌

風寒在表，舌多無胎，即有白胎，亦薄而滑，至漸傳裏，方由白而黃，由黃而燥，由燥而黑。溫疫一見頭痛發熱時，舌上即見厚白胎，且白而不滑，一起即兼淡黃色，多粗糲，而如積粉，若傳經入胃，則舌多見二三色，或有白胎，即燥者，或有雖至黑，而亦不燥者，大抵溫疫入胃其舌胎與風寒頗同但作燥者少以疫邪兼濕故多不燥也若在表則舌胎白厚迥異傷寒能辯于在表之時而不用辛溫而發散則入裏之時用清涼而攻下直易事爾

四辯神

風寒之邪傷人皆令人心有所苦然雖有所苦而神自清且知其所苦如頭痛則知為頭痛所苦作熱則知為作熱所苦作寒則知為作寒所苦之類直待傳裏入胃方有神昏譫語之症緣風寒為天地之正氣人身之氣與之乖忤而後成邪故其氣不昏人神情也溫疫初起即令人神情異常大約煩燥者多其次或如痴如醉

或擾亂驚悸及問其所以然則仍不自知其所苦即有神極清而能自主者亦必夢寐不安閉目即所見多〻所見即讖妄之根緣温疫為天地之邪氣中人〻病中物〻傷故其氣專亂人神情也惟神能御氣不為氣所轉移所謂志為氣帥者能不昏憒然泜〻宇宙能辯得神氣清楚且無其人又安望於斯也

五辯脉

温疫之脉已經傳變之後其脉法與風寒頗同惟當初起之時其脉法與風寒迥別風寒從皮毛而入故一二日多見浮脉雖兼緊兼緩兼洪亦有不同而浮則同迨傳變入裏其浮脉方漸解且其

至數必分明而不模糊。溫疫從中道而變。自裏而出表。故初起一二日多見沉脉。迨其氣自裏而出表。沉脉方解。而見不浮不沉之數脉。且其至數脉形模糊而不清白。雖為弦為大亦有不同。然不浮則同。其初起見沉遲脉之時。慎勿作陰寒斷。沉者邪在裏也。遲者邪在陰分也。脉雖同于陰寒。而氣色舌胎神氣依前諸辯法辯之。自不同于陰寒。其見數而無力。亦不可認無力作虛象。緣熱蒸而氣散。氣散則脉不能鼓指。但當解熱。不當補氣。受病之因不同。故同脉而異斷也。

辯時行疫癘與風寒異氣

風主疎泄。寒主凝泣。二氣雖微有不同。然皆冷而不熱。其中於人也。主鬱而不宣。故方其初受在表。均宜溫散。麻黃湯桂枝湯芎蘇十神〻术。方各不同。然皆散寒之劑。非解熱之方。時行之氣屬濕溫二氣合成。其氣熱而不冷。其中於人也。主蒸而腐散。故方其初傳在表。即宜涼解。大青龍湯六神通解散九味羌活湯葳蕤湯大羌活湯人參敗毒散。雖方各不同。然皆解熱之方。非散寒之劑也。以解熱之劑治風寒。輕則致寒中嘔利之患。重則至亡陽厥逆之危。以散寒之劑治溫疫。輕則增衄渴讝妄之變。重則成亡陰枯竭之危。此氣之宜辯也。

辯時行疫癘與風寒異受

風寒從表入裏從皮毛而肌月而筋脉而胸膈而腸胃一層漸深一層不能越此疆而入彼界故汗不厭早下不厭遲為和為解淺深毫不可紊以其氣皆屬冷一層收斂一層必待寒化為熱邪歛入胃方可攻下涼解否則邪未入裏豫用攻利涼解虛其裏氣反引表邪內陷而成結胸痞利諸險證也時證從口鼻而入先中中焦後變九傳其傳自裏而出表雖出表而裏未必全無邪留經過之半表未必全無邪下故下不厭早汗不厭遲為和為解淺深必不可拘以其氣皆屬熱〻能作蒸不待鬱變而此蒸即帶彼熱當

其未出表時。強欲温表。在始則引毒熱成燎原之勢。為斑、衄、狂、喘、諸危。在末則傷真陰。為枯槁、沉昏、厥逆、諸危證也。

辯傳經

温疫傳經。與風寒迥別。風寒從表入裏。故必從太陽而陽明而少陽而入胃。若温疫則邪從中道而出表入裏。惟視人何經本氣之強弱為傳變。故吳又可曰。疫邪有先表後裏者。有先裏後表者。有但表不裏者。有但裏不表者。有表勝于裏者。有裏勝于表者。有表而再表者。有裏而再裏也。有表裏分傳者。此為九傳。愚按所謂表者。發熱、惡寒、頭痛、頭眩、項強、背疼、腰痛、腿膝足脛酸痛、自汗無

汗以及頭腫面腫耳目赤腫項腫發斑發疹諸證皆是所謂裏者
渴嘔胸滿胸痛腹滿腹痛脇滿脇痛大便不通大便泄瀉小便不
通小便黃赤濇痛以及煩躁讝妄沉昏舌燥舌卷舌強口咽赤爛
皆是在風寒從表入裏證必待漸次閉鬱而成故見表證不必
兼見裏證且入裏之後表多自解故見裏證之後必不復見表證
若溫疫本從中道而出表故見表證時未有不兼一二裏證者且
未有不兼見一二半表裏之少陽證者仲景所謂陽明少陽合病
必自下利三陽合病脉浮大上關上但欲眠睡目合則汗三陽合
病腹滿身重難以轉側口不仁而面垢讝語遺尿皆指此溫疫證

言。非指風寒言也。且溫疫屬蒸氣。蒸氣則出表入裏。原自不常有。入裏下之。而餘邪不盡。仍可出表者。嘗見有譫妄沉昏之後。病愈數日。復見頭痛發熱。復從汗解者。此所謂表而再表。風寒必無是也。更有下證全具。用承氣湯後。裏氣通而表亦達。頭痛發熱得汗而解。移時復見舌黑胸滿腹痛譫妄。仍待大下而後愈者。此所謂裏而再裏。風寒中必無是也。若夫表裏分傳之證。風寒十無一二。疫證十有六七。但據傳經之常雜。一經常見一經證者多風寒。一經雜見二三經證者多疫證。日久漸轉屬者多風寒。一日驟傳一二經或二三經者多疫證。則雖病有變態。而風寒不混于疫證。疫證不混于風寒。施治自無訛誤矣。

至若辯氣辯色辯舌辯神俱已清楚。而投以治疫之藥。復有不效者。則以時疫有獨發。有兼夾他症。其氣不一。故用藥不能全効也。故辯時疫異于他症矣。而時疫有挾他症者。則此人時疫與彼人時疫更有不同。尤當細辯也。其兼證凡五種。夾證凡十種。詳列於后。

兼寒

其一有兼寒者。初起一二日。頭痛發熱身痛惡寒諸表症。悉與時疫同。而以脉辯則不同。時疫多軟散而不浮。兼寒則多浮數浮弦

浮大甚至有浮緊者再以症辯亦微有不同時疫多汗兼寒則無
汗爲異其異於單受寒者受寒一二日無煩躁口苦口臭症時疫
兼寒必有煩躁口苦口臭症也一遇此等更當辯其受寒與時疫
孰輕孰重疫重寒輕有煩躁症多無汗惡寒症少則當以敗毒散
加知母石膏或達原飲加羌防柴葛或六神通解散尤捷其受寒
重而時疫輕者惡寒無汗症必甚煩躁必輕則只用敗毒散不加
知膏其寒束其外無汗惡寒既甚疫鬱于內煩躁更甚者冬月大
青龍湯可借用餘月九味羌活湯最爲的當此症若治寒遺疫必
有斑黃狂衂之變治疫遺寒復有厥逆嘔利胸腹痞滿之憂馴致

況困者不少，不可不知。然此皆為初起一二日言也。若日久則疫邪勃發，表寒不能自存，而變為熱，則惟以治疫之法治之而已。

兼風

其一有挾風者，初起一二日，其表症與時疫悉同，而鼻塞鼻鳴噴嚏咳嗽，與時疫略異。其脉亦多浮，與時疫之不浮不沉而數者微異。治法不大相遠，即于時疫諸方中加荊防，咳加前胡、杏仁、蘇子而已。大抵時疫挾寒，能令病勢增重；挾風，反能令病勢易解。以寒主凝泣，則疫邪内鬱，鬱一分，病勢增痐一分，故也。風主游揚，則疫邪外疏，疏一分，則病勢解散一分，故也。

兼暑

時疫挾寒挾風。四時皆有。至若挾暑一症。惟長夏有之。其症初起一二日。與時疫無異。而多兼胸滿嘔利。其脉多兼弦細芤遲。與時疫不浮不沉之數脉迥別。治法於時疫諸方中。微減發表之味。加羌獨之類。用羌則不必用獨。柴前之類。用柴則不必用前。蓋時疫多汗。暑症更多汗。兩邪逼出表汗。則表必虛。故發表之味不可重復也。寒潤之藥。尤宜減。清熱之味。亦宜減。以邪從表泄。則鬱熱必輕。過用清熱。恐致寒中而增嘔脹泄利。況表氣太泄。裏氣必虛。易犯厥脫之症。故清涼寒潤。不可太多也。最宜加用分利燥脾之品。

木通為上。滑石次之。猪苓、赤茯、澤瀉又次之。蓋分利則暑氣與溫氣皆從清道而去。邪有出路。正不必徒以寒涼逆折取効也。間有表見身痛。宜用香薷。裏見腹滿。宜用蒼术者。蓋時疫兼暑。則病勢反緩。以疫中有溫氣屬亢陽。暑為陽中之陰。陽得陰則解。雖不能盡解。然得一分陰氣。則和一分亢陽。故每見時疫兼暑。其譫妄舌燥諸症反緩者。職此故也。

兼瘧

時疫有似瘧、有轉瘧、有兼瘧之不同。用藥亦有微異。似瘧者、寒熱往來。或一日二三次。或一日一次。而時無定也。時疫初起多有之。

所以然者。因邪氣盤錯於募原，欲出表而不能透達，欲陷裏而未得空隙。故見半表半裏之少陽症也。治法宜達原飲加柴胡為主。

轉瘧者。時疫譫妄煩渴大劇之後。已經大汗大下之餘，仍有餘邪不解。復作寒熱，轉成瘧象也。時疫末路多有之。所以然者。因汗下後邪氣已衰。正氣來復。邪正相爭。故在先陽氣獨亢，有熱無寒者。今則陰液漸回。而寒熱相爭矣。在先邪氣秉綱。晝夜躁熱無休止時者。今則邪氣漸退。正氣復而寒熱發作有時矣。治法以養正為主。祛邪佐之。小柴胡湯、炙甘草湯、柴胡四物湯、參胡三白湯。量餘邪之盛衰。視陰陽之盈虛。酌而用之。其兼瘧者。乃寒暑時疫合病也。瘧症全具。但熱多寒少。且多躁，渴，擾，亂。熱，勢，迅，速。神，情，昏，憒。穢，氣，觸，人，為異。秋令多有之。而兼瘧之，症。最，為，難，治。吳又可曰。瘧疾二三發。或七八發後。忽然晝，夜，發，熱。煩渴，不，惡，寒。舌，生，胎，刺。心，腹，痞，滿。飲食，不，進。下，症，漸，具。此時疫症見。瘧疾症隱也。以疫症方藥治之則生。瘧家方，藥，治，之，則，劇。治之如法。脉靜身涼。或間日或每日。寒熱復作有常期者。時疫解而瘧邪未盡也。仍以瘧法治之。

「愚按時疫與瘧。病固不甚相遠。疫乃濕溫二邪合病。瘧乃風寒暑濕四氣合病。其邪氣之雜而不純相類。瘧邪橫連募原。時疫亦發于募原。其受邪之處相類。但時疫之溫氣發則為亢陽。故宜下宜清之症多瘧之暑症停則為鬱滞故宜宣利之症多耳所以時疫初起方用達原飲與瘧之主方用清脾飲藥名亦多相類至其傳變則緩急輕重迥乎不同也善悟者于此處細參思過半矣

兼痢

時疫本多自利症表症初起即每日解數次稀臭水者是也詳見後自利條下更有夏秋之交得時疫即兼下痢紅白而裏急後重者名為疫痢初起切不可從痢治蓋痢屬裏症今兼疫邪之發熱頭痛為表裏俱病先用治疫之法解其表表解而裏自和其痢多有不治自愈者若用治痢之法先清其裏裏氣虧而表邪陷輕者

增其煩躁沉困重者遂至嘔逆昏憒而危矣所以古人于疫痢初起專主倉廩湯其方乃人參敗毒散一意鮮表但加陳倉米以和中養脾胃俟表症鮮後裏熱症具方可議清議下不但香連芍藥承氣之類宜緩即淡滲分利之劑亦宜緩投于表症未鮮之先也若太陽症不見而微見少陽明症者則柴葛五苓散不妨借用

痢症夾表不可清裏不特疫為然凡一切痢症微兼身熱即宜謹慎用苦寒淡滲用之若早必增嘔逆此歷驗不爽者疫症無痢其熱勢反多緩亦由痢為暑氣陽中之陰能和亢陽且鬱蒸之熱有所疏泄故也若疫毒太甚驟發即下純紅純紫惡血或無見

舌燥譫妄諸惡症者。黄連大黄。又在急用。不可拘此論矣。

以上諸兼證所以辯其為時疫。逐類固有細辯。然總以前所備詳辯氣辯色辯舌辯神辯脉為主。于氣色神舌之中。必有一二確據。方從疫門求治。否則各類各門。一病自為一病。混以時疫治之。害益甚矣。

夾痰水

飲入於胃經。蒸變而稠濁者為痰。未能蒸變而清稀者為水。痰水二者一物也。而痰能作熱者多。水能作涼者多。時疫屬熱症。故夾痰者更增其熱。脉症治法無甚參差。但于治疫藥中加瓜蔞貝母。

甚則加牛黄而已。夾水者，脉症往往相悖，治法大有不同，不可不細辨也。凡時疫之脉必數，而夾水在胸膈，其脉多緩，甚則弦遲，此脉夾水之辨也。凡時疫之舌，一經傳裏，即多轉黄、轉燥、轉黑，若有水在胸膈，則煩躁、讝妄、沉昏諸證備具，而舌色白潤，間有轉黄黑者，亦必仍有白胎，或滿舌黄黑，半邊夾一二條白色，或舌尖、舌本俱黄，中段夾一段白色，此舌夾水之辨也。凡時疫胸滿，心下多手不可按，而硬痛，一有水在胸膈，則心下雖滿痛，而按之軟，且畧加揉按則漉漉有聲，此症夾水之辨也。凡時疫一見夾水，脉症則雖有表證，不可純用辛涼發散，純用辛涼，則表必不解，而轉見沉困。

有裏症不可擾用苦寒早用苦寒必轉加昏憒凡此皆因陽氣受困熱邪受水氣之鬱遏故也宜于發表清裏藥中加辛燥利氣利水之品以祛其水氣迨水氣去而鬱遏發然後議攻議凉則無不效者矣燥濕則半夏蒼朮利水則木通苓澤利氣則萊服草菓木香甚至有用大戟芫花者故時疫雖屬熱邪然往往有投三承氣黄芩白虎而不效偶用温煖而收功者遂相沿清熱之非不知熱邪乃其本氣夾雜乃其間氣也

夾食

時疫夾食者最多而有食填膈上食入腸胃之不同食入腸胃則

為陽明之熱症治法已具於三承氣此可無贅惟食填胸膈往往有脉沉手足冷者誤認三陰而投溫劑往往無一毫熱渴發見但煩躁倍增甚則有一二日即死者蓋胸中乃陽氣升降之路食填于此則氣閉氣閉則熱鬱于下而無所疏泄誤溫則熱愈鬱熱鬱于內故外無發熱症熱鬱于下故上無口渴症疫熱以出表為輕入裏為重在淺為輕入深為重此症一溫則逼邪入裏入深故死甚速而無熱症也故於辯氣辯色辯舌辯脉辯神辯得其為疫症矣而一遇脉沉手足冷即當細詢其胸膈若膈上有痞滯悶滿即是夾食更辯其舌若舌胎厚白而微兼淡黃更是食填膈上之明

驗於治疫藥中加枳桔青皮菔子麯蘖甚則用吐法以宣之使膈開而陽氣宣達然後熱症自見當解表當清裏自無誤治矣

夾鬱

時疫夾氣鬱者初起疫症悉同而脉多沉手足多微冷多嘔逆胸滿證症狀頗類夾食而不同于夾食夾食者夾食為有物為實邪舌胎多厚白而微黃胸滿痛多不可按且滿多不移夾氣為無物為虛邪舌胎多白薄胸滿多可按而滿痛多串動為辯此症宜先宣通其鬱然後解表清裏自無不效若未舒其鬱而徒欲發表則裏氣不能外達而難於徹汗遽用清下則上氣不宣而多致痞逆惟於解

表藥中加蘇梗木香大腹皮香附之類以宣其氣則表易解於清裏藥中加川貝以舒其裏鬱而裏易和但川貝雖為舒鬱要藥而力性緩必多加至五錢以上至一兩許方能奏效耳

夾血

時疫傳裏之後畜血最多治從攻裏茲可勿論惟本來有內傷停瘀後感時疫于初起一二日疫之表證悉具而脉或芤或濇頗類陽證陰脉但須細詢其胸腹脇肋四肢有痛不可按而濡者即為畜血確驗其芤濇非陽症見陰脉乃表證見裏脉也治法必兼消瘀紅花桃仁歸尾赤芍玄胡之類諒加一二味表邪方易解濇

沉之脉方易起若誤認沉濇爲陰脉而投温劑輕者變劇重者危矣

夾脾虛

時疫較之風寒本爲難治以風寒傳變有次序時疫傳變無常經風寒表邪一表即散二則不能復集時疫散而復集且不啻復之再三風寒轉裏症一攻即和時疫攻而復合竟有下至一二十次者此時疫之難治也然時疫難治而脾虛之人受時疫爲更難治蓋時疫必得汗下而后解而脾虛者表不能作汗裏不任攻下或得汗矣而氣隨汗脱得下矣而氣從下脱故其難治倍甚也治此

等證汗不敢強汗發表藥也必熏養正人參敗毒散等方是也下
不敢輕下攻裏藥必熏固氣生津液黃龍湯等方是也其外證無
大分惟脉多不經尋按然邪有進退當其邪進而方張之時亦有
脉按尋皆有力者則脉亦不可盡憑也必也合之氣色神情脉證
以相參凡面色痿黃神情倦怠氣息微促以及心悸耳鳴諸症皆
脾虛中氣不振之象更須通体合參凡通体皆有見餘實象而一
二處獨見不足虛象則虛象反為吃緊通体見虛而一二處獨見
實證則實證又為吃緊又須權衡標本凡症之屬表屬上焦屬六
府者皆為證之屬裏屬中焦下焦屬五藏者皆為本若實證居標

虛症居本則虛證為重虛症居標實證居本則實證為重此等虛實関頭苟非着意叅詳必不能無失矣

夾腎虛

時疫夾脾虛者固難治矣夾腎虛者尤更難治時疫屬熱證腎氣一虛則多手足冷症時疫屬實邪腎氣一虛則多眩悸腰膝痿軟證腎虛復有陰虛陽虛之不一時疫必待汗下清而後解陽虛者一經汗下清而脫絕之證隨見陰虛者一經汗下而枯竭之證隨見故治時疫者必時時諦察凡在表時一見腰痛異常小便頻數膝脛冷軟即細詢其平日或素有淋濁遺泄或陽痿或好內即于

通表藥中加人參白芍陽虛兼杜仲陰虛兼知母以照顧其腎氣則後來意外之變差減若入裏時當下之證必以陶氏黄龍湯為主當清之證必以人參白虎湯為主或屢清屢下而熱更甚舌上燥而無胎或有黑胎而愈清愈長或燥胎而愈下愈燥者皆多腎虛之證察其陽明無實邪可據皆當從腎虛治以六味地黄湯易熟地以生地加知柏為主王太僕所謂寒之不寒責其無水壯水之主以制陽光者此之謂也或更有不應者則合生脉散以滋水之上源或合四物湯以廣經絡之支流但此等證熱勢燎原車薪之火非杯水所能救必大作湯液藥之品味必以兩許湯液必以

斗許乃有濟耳此證若見幾於早猶可救十中二三若涸竭證見則十難救一更或兼見脾胃敗證如嘔呃噦利之類湯藥復不能下則百難救一矣

夾亡血

疫症亡血有三其一未病之先素亡血亡血則陰本虛一受疫邪邪熱乘其陰虛而肆煎熬亡陰最易則用解表清裏藥必處處照顧其榮血如九味羌活湯之用生地人參敗毒散之用人參類是也其二適當受病之時忽然吐衄女子崩漏甚至血暈昏厥其證最危疫症往往有此病家方駭其血證往往不知其受疫醫家亦

忽畧其客邪而惟汲汲于血症遽用止血清凉滋補其病多致危殆不知此證惟當治其疫邪疫邪解而血自止盖其血由疫邪所逼而出故也但疫邪發於表而見此證者猶緩必待發熱數日後方見人猶易知惟疫鬱于陰經而暴見此症者最多其證無頭痛發熱證可據所以辯之更難凡遇血證暴至但細詢病者若見微惡寒大作嘔即當視其氣色神脉舌胎若舌上有白胎或氣色有一二涉疫象者即是疫毒無疑以達原飲為主嘔加藿香脹加青皮但治其疫毒而血證自止若脱血太甚而氣欲絕者加人參以固其中氣俟疫証傳變經絡然後按經治之此疫兼亡血之最危

者也其三疫邪大張之後煩熱躁渴之餘而見亾血症則又疫之常態詳見後血證各條中此不贅矣

夾疝

疫邪兼疝其腎囊少腹引痛全是疝症疝惟照前辯脉色神氣舌胎諸辯法辯之一有疫邪則不必治疝惟治其疫疫退而疝自消若照常治疝法用吳萸桂附茴香諸燥熱之品則輕者變為囊癰重者變為呃逆噦厥沉昏而死矣

夾心胃痛

時疫有兼心胃痛者于其痛時察其氣色神脉舌胎有一于時疫

則但治其時疫雖平時係因寒而發一有時疫則唯治其熱不必治其寒原此證乃疫邪客于募原傳于太陰故發心胃痛之痼疾也于達原飲中加木香蒼朮以開通其鬱使抑鬱之疫邪透發于表而心胃之痛自已若誤認平常心胃痛而用桂附乾薑吳萸或致危殆者多矣

夾哮喘

哮喘乃肺家素有痰火一受疫邪疫乃濕温之氣從其類而入于肺其發哮喘最易遇此證察其氣色神脉舌胎一有疫邪則但治其疫不必治哮喘疫退而哮喘自除于治疫藥中加貝母瓜蔞淡

豉桑皮則疫邪與哮證兩邪俱伏其法更為精密
以上諸兼夾證凡言兼者疫邪兼他邪二邪自外入者也凡
言夾者疫邪夾內病內外夾發者也二邪兼發以疫為重他
他邪為輕故畧兼治他邪而病即解二邪夾發夾實邪者如
夾水夾食夾血夾氣夾痰等證則以夾邪為先疫邪為後蓋
清其夾邪而疫毒始得透達透達方能傳變傳變可解利
故也夾虛證者如脾虛腎虛亡血等證則以治邪為主養正
為輔蓋疫邪最能傷正故不可養正而遺邪也夾舊病者如
疝哮心胃痛之類則但治其疫邪而舊病自愈蓋舊病乃新

邪所廹而發故也

表裏症引

疫邪見證千變萬化然以表裏約之變化總不出二者之外但表證中有裏邪裏症中有表邪則辯之不可不細諦爾愚故列證分表裏以道其常每證細辯以盡其變使人臨證胸有成鑑庶幾少救橫夭于萬一

表證

發熱

時疫發熱與風寒雜證同時疫發熱之氣色神脉舌胎與諸證異故辯得其為時疫之發熱矣而疫證發熱又更有淺深表裏之異

表裏症引

表證

發熱

不辯更無以施治也。發熱表症居多，然亦有裏證發熱，有半表半裏之發熱，又有餘邪不盡復出於表之發熱，又有邪退正虛之發熱。表證發熱者，其脉必不浮不沉而數，大約寸大於關尺，其熱必然在皮膚而不在肌肉，捫之烙手，久按反輕也，必兼頭痛、項強、腰痛、脛酸，或頭面身體皮膚有紅腫瘍痛諸症，不必全見，有一于此，便是表症發熱。九味羗活湯、人參敗毒散、荊防敗毒散、六神通解散選用。冬月嚴寒及兼惡寒甚者，大青龍湯、葳蕤湯、越婢湯、陽旦湯可借用。全不惡寒者，白虎湯、黄芩湯可加減用。

裏證發熱者，其脉或滑，或沉數，或洪滑，大約關尺盛于寸，其熱必在肌肉筋骨而而不在皮膚初捫熱輕久按熱甚也必兼煩渴胸腹滿大便或不通或自利或便血或便濃血小便黃赤或讝妄狂昏諸證雖不必全見然必兼二三證方是裏證發熱梔子豉湯黃連解毒湯小陷胸湯三承氣湯導赤瀉心湯猪苓湯天水散選用　半表半裏發熱者其脉多弦其證必胸脇滿必或熱或止其口必苦或咽干或目眩或耳聾或目赤或喜嘔或心煩或兼見表裏證達原飲柴葛解肌湯小柴胡湯選用　至於時疫已愈数日後復發熱者乃募原伏有不盡之邪復出于表之證仍當察其證之表裏多少以前法治之大抵愈後復發熱則裏熱多而表熱少雖有當用表藥之

症不過葛根柴胡淡豉而止無更用羌活之理矣若愈後另受風寒發熱無汗舌上無胎者不在此例時疫愈後復熱無汗欲清熱發汗者重用葛根最妙必至五錢以上方得力以其性涼而解肌發汗既不礙無汗之表又不礙煩熱之裏也

更有其人平素有虛損症或老人或曾經大病後復染時疫屢經汗下清解其熱轉甚或全無表裏實證或六脉豁豁然空或脉較初起時洪滑更甚或用表藥而身痛愈甚或屢用清熱藥而煩躁沉昏愈甚或屢用下藥而舌燥愈甚此皆邪退正虛之發熱也王太僕所謂大虛有盛候反瀉含冤也此時須畧去證狀单消息其陰陽之虛實陰虛

者熱渴枯竭之證多責重在腎宜從六味地黃湯或兼見氣虛合生脉散但須大作湯液晝夜頻進方能效耳陽虛者嘔利慘戚之證多責重在脾宜從六君子湯或更兼陰虛者歸脾湯參胡三白散清燥湯選用此等證若仍用汗下涼解宣伐斷無生理矣

辨舌

凡發熱之為表為裏為半表裏為復為虛若證狀明顯有據者自易施治若脉證夾雜模糊難于分辯者須據舌胎為主初起舌胎薄白或無胎而潤者多純表白胎而厚或兼微黃者或中黃邊白中黃尖白凡二三色者多半表裏黃胎醬色胎黑胎者裏證無疑舌胎燥者不論何色皆屬裏證發熱屢經汗下後舌胎潤而發熱者

多屬陽虛無胎而燥者多陰虛但據舌胎以辯發熱之表裏虛實
思過半矣惟虛證發熱有似實者雖舌胎亦難憑據又當從病之
来路討分曉若屢經汗下宣伐而熱愈甚者當從虛治無疑或雖
屢經汗下而熱漸減退用藥有效則仍屬餘邪不盡未可據補致
邪熱復蘊夭人年壽此等虛實関頭不可不細心體認也時疫初
熱時用藥最要清楚此處頭緒不差後来傳變雖多危殆然易救
援此處一差後来難收拾矣故一見發熱即用辯氣色神脉舌胎
法辯其果係風寒非時疫果係時疫非風寒為吃緊辯得的係時
疫矣又當辯其在表在裏在半表裏然表裏雖有如許分辯而時

疫之見症純表不雜裏純裏不雜表者甚少表裏夾雜者多凡見表裏夾雜即以吳氏達原飲為主表證多加羌活裏證多加大黃半表半裏症多加柴胡葛根淡豉或表裏症雜見則諸藥全用即為三消飲此方取效最多誠時疫之主方也以上辯表裏虛實法雖專為發熱而設然引而申之類而推之凡證皆可以此等為辯在乎學者之善悟耳

惡寒

時疫惡寒與風寒暑濕不同諸證惡寒皆時、有之而勢不甚時疫惡寒則勢必已甚且惡寒有時而不常惡寒之後必煩熱其熱時自熱而不覺寒時自寒而不覺熱非如諸證之發熱惡寒相兼而來也時疫傳裏之後惡寒者少惟初起在表時多有之其辯氣色神脉舌胎諸法悉同發熱而亦有淺深虛實之異其邪淺而在表者其惡寒之時必少于發熱之時治法以解表為主方藥悉同發熱茲不贅其邪畧深而在半表裏者多見寒熱往來如瘧狀治法方藥亦同發熱其邪入最深失於攻下而熱深厥深反見欲擁被向火者其惡寒反不發熱或雖熱亦微甚則四肢反厥其惡寒實非寒也乃陽氣被鬱而不通之故也以通其鬱為主達原飲大柴胡湯三承氣湯選用通其裏氣裏氣一通鬱陽暴伸多有反

大熱而煩渴者然此證當惡寒時最難辯其熱湏于九竅之發見端倪處辯之如目則大小眥赤鼻則孔乾口則唇紅舌則胎黃黑燥耳則或鳴或聾小便則黃赤澀痛大便則燥結或便稀黃而極臭或便鮮血或心下至少腹有痛不可按處大抵周身皆見熱證而一二處獨見冷證則冷症反為主周身見冷證而一二處見熱症則熱症反為主此辯寒熱真假之大機括也但以余所見時疫不下數千裏證惡寒者百中一二即四肢厥逆爪甲青紫而細詢其苦欲則仍不惡寒者多于此可得其大槩矣至若本係時疫熱證但其人平素虛損衰老以及大病之後用攻伐寒涼太過有至

汗出不止嘔利俱作四肢微厥六脉細濡而惡寒者乃陽虛惡寒也此非本病乃治之太過使然也當以參蓍參朮為主寸口脉微者佐以升柴尺脉微者佐以桂附但此症雖陽虛却從熱證而來陰亦必虛桂附不可過用或用桂附而佐以護陰藥白芍麥冬五味為妙此證溫補畧緩及溫補不到必死陽雖回而陰竭亦死不可不斟酌至當也然有宣伐太過而成虛證之惡寒更有寒涼太早而成實證之惡寒當疫邪方伏于募原未經傳變之時其胸膈必多痰滯有見其煩躁而遽用知膏芩連者有因其作渴而遽用生地麥冬者有病者自認火證而滋啖冷水西瓜梨蔗太早者皆能

抑鬱陽氣壅閉邪熱遏于中下二焦冷物停其痰滯于上焦亦每〻見惡寒證此證惟以宣導其痰滯為主痰滯通而惡寒自止不可過溫過溫則下焦瘀熱多致蓄血斑黄呃逆而死不可清涼清涼則胸腹痞悶而危惟以草菓厚朴檳榔木香半夏蒼朮萊菔苓澤導痰開滯逐水為主痰滯水去而惡寒自止熱症必見〻則方可隨其傳變而清解攻利此亦治誤藥之法非治本病之法也揔之風寒以惡寒為重時疫以惡寒為輕多有初起惡寒一二日不治而邪氣傳變其惡寒即自罷者與其誤治毋寧俟之蓋誤認惡寒為真寒而用辛溫未有不增其病勢者也

寒熱往来

寒熱往来與發熱惡寒不同發熱惡寒是寒熱同時而至寒熱往来是寒往熱来熱往寒来寒時不熱熱時不寒寒熱不同時也疫邪之寒熱往来與瘧又不同瘧之寒熱往来為時有定每日不過一次或寒多于熱或熱多于寒一日如此日日如此疫邪寒熱往来則每日不止一次時刻不必一定多少不必一定每日亦不必相同也然疫之寒熱往来與瘧之寒熱往來雖不同而為邪犯半表半裏則一但此證作于疫邪初傳變之前是由輕入重之象往往初則寒熱往來繼則熱多寒少又繼則但熱不寒至晝夜壯熱

而譫妄煩渴之症相繼而加重也作于疫邪傳變大張之後是由
重入輕之象往往晝夜壯熱漸減而為發熱有時而止又減而為
寒熱往來又減而為戰汗至脉靜身涼而邪去也蓋疫邪自裏出
表者輕自表入裏者重初起之寒熱往來是自表入裏犯及少陽
之象邪雖犯裏而裏氣猶能拒邪與之相爭故猶作寒熱繼而邪
入深入裏表裏俱併而為熱故晝夜壯氣而勢日重也既傳變之
後而作寒熱是邪氣向衰而正氣來復自裏出表推出少陽之象
故前之晝夜壯熱邪氣秉剛者至此正氣漸和而寒熱有時矣前
之邪陽獨盛亢極無陰作純熱者至此則陰氣來復而寒熱相爭
寒热往来

矣前之邪併表裏而熱渴日加者至此而裏氣逐出表邪而作戰汗矣治法于未傳變之先欲由表入裏者但透達其邪使易傳易化爲主達原飲是也于傳變之後欲自裏出表者以和解爲主小柴胡湯是也于屢經汗下之餘脉或虛微濡弱結代心或動悸神或委倦形氣或太羸弱者當養陰益氣助正却邪爲主參胡三白湯炙甘草湯清燥養榮湯補中益氣湯皆是也

頭痛

時疫頭痛與風寒不同風寒束于上部中下無邪上逆其頭雖痛甚而不昏悶時疫是熱蒸于上部中焦邪犯上焦故其痛不甚而

頭痛

香巖所謂卓然而痛者是也故以氣色神脉舌胎辯得其爲時疫頭痛矣而即頭痛一證辯之亦自與風寒異也況時疫頭痛又自有表裏之異乎　初起頭痛腦後巔項目珠畧甚舌胎白而發熱者太陽頭痛也羌活川芎爲主淡豉酒芩知母生地爲輔　額顱脹痛目痛鼻孔乾舌胎白而微黄煩熱而渴者陽明經證頭痛也葛根爲主淡豉石膏爲輔　兩額角痛眉稜骨痛寒熱往來口苦咽乾舌胎中間黄邊白或中間黄尖上白者少陽頭痛也柴胡荆芥川芎爲主酒芩石膏爲輔　頭痛而三陽證悉具者吴氏三消飲爲主時疫專見一經證而頭痛者甚少二三經雜見者甚多故

此方猶為多効但頭痛甚者可加淡豉芎防清其頭目為妙 舌胎黄心下滿而頭痛蒸蒸發熱者陽明裏證頭痛也三黄石膏湯小承氣湯大柴胡湯防風通聖散選用 舌胎黄而或半截或旁邊有一塊白胸滿而嘔頭痛兼眩者痰厥頭痛也前胡為主半夏萊菔子枳橘山查麥芽為輔無煩熱者可加酒大黄枳實 汗下清解後頭痛心悸面時發紅足膝清痿者陰虛頭痛也六味地黄湯加白芍牛膝或四物湯去川芎加丹皮知母黄栢或歸脾湯逍遥散并加生地棗仁選用 凡頭痛或見證混雜難分表裏者亦據舌胎為辯詳具發熱條茲不贅

頭眩

時疫頭眩有五種有風熱頭眩乃時疫本病也其脉寸口多浮證必發熱荆防芎薄天麻為主黄芩為輔兼煩渴加石膏 有痰水頭眩乃時兼證也其脉多沉弦滑其證多兼嘔兼胸脇滿多悸動前胡為主半夏茯苓枳橘膽星萊菔蘇子為輔然必視其時疫大勢屬表屬裏應用本方中加此数味可也 有虛證頭眩乃時疫變證也多見于汗下清觧後或素有怯證者亦然上虛者寸口脉必不及関尺必多汗少氣不足以息而心悸參耆為主中虛者関脉必不及尺與寸多從嘔利太多而來多不思食苓术為主下虛

頭眩

者尺脉必不及寸關必腰膝痿厥二便清滑六味地黄爲主三虚皆可加天麻或虚證已見仍夾有疫邪燥熱則不妨兼用清熱之品或補後脉氣稍實再清解之亦可 大抵頭眩一證在時疫中屬熱者多屬虚者少學者斟酌而施治可也外此有傷寒少陽之頭眩載仲景傷寒論者此不贅

頭脹

時疫頭脹者乃胃熱上蒸也下之則愈無表者防風通聖散大柴胡湯吳氏三消飲無表證者三承氣湯選用病後虚者叅頭眩證方用

頭重

時疫頭重者濕熱上壅也清涼解表藥中加蒼术或加利水藥病後至虛者亦兼頭眩證方用 更有表裏無病〻在頭中者其目必黄當遵仲景法用瓜蒂散搐鼻出黄水即愈

目脹

時疫目珠脹者陽明經病也無表證者葛根葱白湯加石膏 若胸脇滿舌有黄胎者乃宿食也食壅陽明則其脉不下行而上逆故目珠脹宜平胃散加山查麥芽枳殼消導則愈 時疫病後屢經清解而目珠脹痛不愈當消息其肝藏以養陰滋血和肝之法

頭脹 頭重 目脹

治之更不愈者進而滋腎乃乙癸同源之治也

項強酸

時疫初起而項強酸兼發熱者乃邪越于太陽之經也羌活爲主時疫狂躁正盛而項強者熱壅其經脉也石膏黄芩爲主時疫屢經汗下發熱已退而復項強者筋脉燥而無血以養也四物六味爲主外此有傷寒發痓之項強少陽漏風之項強載仲景傷寒論諸今不贅

背痛酸

時疫初起背痛兼發熱者邪滯于太陽也羌活爲主背痛而脹兼

胸脇脹者。邪客于募原也。草菓厚朴檳榔萊菔子大腹皮爲主。時疫屢經汗下後。發熱已退。背痛不止者。經脉亡血也。六味生脉四物爲主。更有其人平素勞倦內傷而背痛者。其痛每在膏肓二穴。當於東垣內傷諸論詳之。此不贅。

腰痛酸

時疫初起。腰痛兼發熱者。太陽受病也。獨活爲主。腰痛兼脹者。氣滯也。獨活檳榔合用。痛而兼重者。夾濕也。獨活合蒼术用。腰痛牽引少腹及兩脇者。夾氣兼瘀血也。獨活合青皮烏藥赤芍玄胡用。以兼理其氣血。踈通其腎肝。此皆爲時疫初起實證治法也。更有

項強酸

背痛酸

腰痛酸

時疫初起即夾腎虛陰傷也其腰痛必獨甚于周身而多兼酸痠無加若見尺脉無加此證後來傳變必危于初起在表時加人參生地預為照顧其陰則危殆可減一二否則後用伐邪、之深入者未必去而陰液太傷必見沉昏舌黑直視失尿諸證陰傷而氣亦脫必見厥逆諸證蓋腰乃腎之府腎乃先天根本腰痛乃腎虛之端倪不可不斟酌也然時疫腰痛在初起猶有虛實兩途若經汗下後而見腰痛則六味四物證多而任疏通證少矣

膝痛酸

時疫初起膝痛兼發熱者太陽之經受邪也獨活梹榔牛膝為主

膝痛而兼軟者濕勝也蒼术為主然此證乃太陽之一證在初起無表時必以解表邪之大勢為先如專治膝痛之藥不過加用一二味而已若經汗下表邪已解之後則當專意治其下部失于調治易致殘廢當審察其邪氣之有無正氣之虛實餘邪不盡留于下部則必仍有熱證如骨蒸小便黄之類當以黄柏苡仁清其濕熱檳榔木通以其壅滯筋攣則秦艽木瓜筋緩則蒼术防己紅腫則赤芍丹皮續斷芎歸皆要藥也若無餘邪而見心悸二便頻數尺脉虛小者則當以補腎為急六味加牛膝枸杞知柏滋補其陰精而已

膝痛酸

脛痛酸

時疫初起，脛痛酸者，太陽經脉之欝也。獨活為主。痛而兼攣者，治在筋，獨活合秦艽、木瓜。痛而兼腫者，治在內，獨活合木通、赤芍、梹榔。痛而兼軟者，濕温為病，俗名軟脚温，多有一二日即死者，宜蒼朮白虎湯，或黄柏、蒼朮。此證與膝痛頗同，未經汗下，則以解表之大勢為主，加一二味專治此證之藥。表證已解，惟留此證，然後專意治之。若屢經汗下而有虛證，亦當以補腎為主。

肩臂痛酸

時疫初起，肩臂痛酸者，于太陽經脉受邪也。解表而痛自已。經汗下後而肩臂痛者，有經隧阻滯、血脉空虛之別。經脉阻滯者，脉多有力，證多熱渴，以清熱活血為主，黄芩、赤芍、歸尾、紅花之類。血脉空虛者，證多瘦困，脉多芤濇，養血益氣為主，四物合參耆之類。

足痛

時疫足痛，有因平素脚氣痼積者，初起多有之。但及其時疫，于解表藥中微加蒼术、梹榔、木通。若病後已經汗下，表裏俱平而足痛不止，則當消息其腎家虛實，悉同膝痛、脛痛之法治之。

腕痛

時疫初起腕痛者，乃風濕末疾也，亦同肩臂痛，以解表為主。經汗

脛痛酸　肩臂痛酸　足痛　腕痛

下後而腕痛者血不能榮四末也亦同肩臂痛酌虛實治之

周身骨節酸痛　拘攣

前列項強背腰膝脛足　臂諸酸痛則周身之酸痛備矣茲復列周身骨節痛者痛在一處則邪有專注痛在周身則邪有分布也專注之邪以通其凝泣為主分布之邪以鮮其束縛為主故治通身之酸痛惟以解表為主但酸與痛有別酸輕而痛重酸淺而痛深酸痛與拘攣又有別酸痛舉動如常拘攣屈伸不利酸痛之病邪在營衛拘攣之病邪在筋脉其淺深更不同也合酸痛拘攣在身半以下與身半以上又有別在上為末疾淺而易鮮在下為本

病深而難祛也合上下之酸痛拘攣見于初起未經汗下與在病後已經汗下者又有別未經汗下屬邪盛而宜宣伐者十之八九已經汗下屬正虛而宜調補者十之八九也明于此而遇酸痛在周身者不難以痛在一處之法推而廣之痛在一處者不難以痛在周身之治法約而專之約而專之之法前已散見各條下推而廣之則鮮表之方不出人參敗毒散九味羌活湯六神通解散大羌活湯數方而已

身重

時疫初起發熱身重者濕勝于熱也蒼朮為主時疫二三日至四

周身骨節酸痛　拘攣　身重

五日傳變之後。汗出身更熱而重者。熱壅其經脉也。白虎湯為主。時疫傳裏。表無熱而舌燥便閉腹痛拒按而身重者。內結而氣不達于表也。三承氣為主。時疫屢經汗下後。表熱已退。身重不可動移。脉虛散而無根舌上無胎。二便自通者。陰陽兩亡。經脉枯竭也。審其陰陽之偏勝。偏于亡陰者多燥證。六味合四物為主。偏于亡陽者多脾胃證。六君合生脉為主。陰陽俱竭。生脉合六味為主。

自汗

疫邪自內而蒸出于表。故其初起作寒熱時多自汗。甚至淋漓不止者。不可以表虛論。兼頭痛身痛諸證。仍以解表為主。羌獨柴葛之類。兼煩渴者直清陽明之熱為主。白虎之類。有熱有結者。破結為主。陷胸三承氣之類。至若屢經汗下。邪已全退。脉虚而舌無胎。二便清利如常。内外無熱證者。方可從虚證治。用斂汗之法。然時疫以得汗為邪有出路。宜斂汗者少也。

盗汗

時疫初起盗汗者。邪在半表半裏也。胸脇無痞悶者。小柴胡湯。痞悶者。達原飲。時疫經汗下後。大熱已退。復有盗汗者。餘邪不盡也。小承氣小陷胸吴氏承氣養榮諸方。清其伏匿之餘邪。而盗汗自止。

自汗

盗汗

戰汗

時疫不論初起傳變末後。俱以戰汗為佳兆。以戰則邪正相爭。汗則正逐其邪而外出故也。然戰汗有透與不透之分。故戰汗後有復熱不復熱之異。凡戰汗透者。其汗必淋漓異常。汗後必身體冰涼。必口〻不渴。必舌胎全淨。必二便全清。必胸腹兩脇全無阻滯結痛。而後為全解之戰汗。否則戰汗後有未淨餘邪。有再作戰汗而解者。有三四次戰汗始全解者。有戰汗一次之後不能再戰。直待屢下而後退者。有不能再作戰汗。即加沉困而死者。揔視其人本氣之強弱也。凡戰汗之時。不可服藥。用補藥則戰必止而汗不透。留其餘邪以遺患。用汗下藥。又恐其汗太過而成脫證。惟當靜聽其戰後汗全出。方可觀其脉證而施治。或當其戰時。多以熱湯飲之。助其作汗可也。凡戰汗之際。其脉多停止者。亦不可訝。待戰汗後。其脉自見也。大抵戰汗以得脉為佳。邪出于表故也。虛微濡皆防變。當煎参湯以待之。防其脫也。貧不能給者。米飲亦可。然必諦觀其戰後。果無邪留而氣欲脫。方可用也。凡戰汗後神靜者吉。昏躁者危。氣細者吉。氣粗而短者危。舌痿不能言者死。戰汗後目眶陷者死。目轉運者死。戴眼反折者死。形體不仁水漿不下者死。故戰汗雖為佳兆。亦不可不細辯其吉凶也。凡時疫之得戰汗。

戰汗

雖亦治法得宜。邪退正回而致。然却不可强致。常見服大發汗劑
緣毫無汗。及飲冷水反得汗者。有用下藥而得戰汗者。更有用凉
血活血藥而得戰汗者。有用生津液益氣藥而得戰汗者。故知戰
汗乃陰陽交和。表裏通達。自然而然。非可强致也。

狂汗

時疫臨解之時。有忽手舞足蹈。跳牀投榻。而後作汗者。此證最駭
人。驗其是作汗與否。惟診其脉。脉浮而緩。浮則爲邪還于表。緩則
胃氣自和。故爲作汗之兆。當待其汗。若浮數、浮洪、浮滑、浮散。雖有
汗亦爲發狂。非作汗也。

頭腫

時疫有頭腫者。乃風熱壅于上部太陽之經。脉鬱滯于巔頂。俗名大頭傷寒者是也。當視其表裏輕重。加疏風輕清之味以散其腫。荆防薄荷蟬蜕川芎蔓荆菊花之類。兼發熱舌胎白者。表重于裏也。合表藥。用九味羌活人參敗毒是也。兼煩渴舌胎黄者。裏重于表也。合裏藥。用三消飲凉膈散大柴胡湯調胃承氣湯是也。古有用三稜鍼刺出惡血法亦可。其有發瘡潰者不在此例。

面腫

時疫面腫者。風熱溢于上部陽明之經脉被鬱也。但腫而無赤者。

狂汗

頭腫

面腫

方是。治以防風白芷葛根石膏。散其風熱為主。視表裏之輕重。合諸方之加減。詳見頭腫條下。茲不贅矣。若夫黃腫乃水氣也。當于水腫門詳之。茲亦不贅。

鎖項腫

時疫頸項腫。乃陽明風熱也。俗名捻頸瘟。又名蝦蟆瘟。當加葛根桔梗牛蒡防風玄參于諸表裏藥中。與頭腫條參看。癰濃發頸不在此例。

耳旁腫

時疫耳旁腫乃少陽風熱也。俗名黃耳傷寒。當加荊防芎芍元參

于小柴胡中亦與頭腫條參看

胸紅腫

時疫有胸前一片紅腫者腫處粟起似疹似麻者皆風熱也俗名赤隅傷寒加荆防連翹赤芍牛旁土貝于諸表裏方中亦如頭面諸條而已

周身紅腫

時疫有周身紅腫者風熱溢于皮膚也用柴葛羌獨升芷以疏其皮膚之毛竅石膏黃芩梔子連翹以清其肌肉之熱赤芍歸尾紅花生地以活其毒熱之瘀治法盡矣兼裏證者參看頭痛腫諸條

鎖項腫　耳旁腫　胸紅腫　周身紅腫

可也。

以上頭腫面腫頸項耳旁胸膈周身紅腫諸條。皆列之于表證者。凡皆以初起言也。若諸證見于病後皆經汗下者。為餘邪不盡。治法則小異矣。大約諸證見于初起為表邪盛實。用表散之藥為主。用清裏之藥為輔。見于病後為裏邪留滯。用清裏之藥為主。表散之藥為輔。以此為之權衡。思過半矣。

發黄

時疫發黄有四。一宿食。二畜水。三畜血。四鬱熱。　當時疫初傳在表時。胸膈痞悶。而目白睛黄面鼻正中黄者。宿食壅于胃脘也。于表藥中。加神麯山查麥芽萊菔子。時疫傳裏。小便不利。腹滿而響。面目及身黃者。畜水也。四苓散加梔子茵陳。時疫傳裏。胸腹有軟痛處。小便自利。大便黑而發黃者。畜血也。桃核承氣湯。時疫傳裏。熱在下焦。大小便俱不利而發黃者。茵陳蒿湯。凡發黃必以二便為辯。二便自調者。其黃多屬上焦。小便不利者多屬水。小便自利大便黑潤者多屬血。大小便俱不利者。屬熱鬱。熱鬱之證。乃胃熱移于膀胱。故不必利其小便。但當通其大便。所以茵陳蒿湯為專功也。凡發黃當辯其色。上焦宿食發黃。只在面目。不及周身。畜水發黃。雖及周身。必兼微黑而黯淡。瘀血發黃。亦兼微

發黃

黑而潤澤。鬱熱發黃。必兼赤而鮮明。此即黃以辯黃之法也。

發疹

時疫發疹。乃熱邪從皮毛而出也。與汗同機。當以疏散清熱為主。然與他證不同。他證發疹。有裏全無熱者。時疫則未有不兼裏熱者。故雖以疏散為要。而一見煩渴舌胎黃諸證。則硝黃仍不妨兼用。況他證發疹。疹散而病即愈。時疫發疹。有屢發而病不衰者。他病發疹。不過一二日為期。時疫發疹。為期不定。善治者仍以裏邪之解未解。為用藥之進退。不可以疹之一證為據。

發斑

時疫發斑。乃邪熱出于經脉也。雖不及戰汗。然亦有外解之機。涼血清熱為主。白虎化斑湯。吳氏舉斑湯。犀角地黄湯選用。然時疫發斑與他證發斑異。他證發斑。斑消即愈。時疫發斑。揔不以斑之消否為輕重。而以裏證為輕重。每見有斑出而譫妄如故。斑出數日而消。消後而沉昏如故。必待裏熱全清。二便清利而後愈者。故治斑諸藥。可為輔而不可為主也。

凡發斑發疹。皆是熱在經而不在胃。凡遇煩躁而不渴。目赤而舌白。即是將發斑疹之候。預以清涼解表透毒之藥治之。則邪易出易淨也。

發疹

發斑

以上時疫之表證也。在他病表證不必關于裏。〻證不必關于表。在時疫則表證未有不關于裏者。故前所列諸證。皆冠以時疫二字。明乎諸證皆時疫中之見證。非同他病之見諸證也。故時疫諸證。不可以治他病之法治之。則治時疫之法。更不可以治他病矣。然則何以辯其時疫百不失一乎。亦仍以辯氣辯色辯神辯脉辯舌胎。為辯時疫之揔訣而已。故氣色神脉舌胎諸辯。為辯證之大綱。又為辯證之細目也。

裏證

煩躁

煩乃心煩。情思不定。神不安。而形如故。躁則形擾。揚手擲足。形不寧。而神更亂。是煩輕而躁重也。故在他證有謂煩屬心而躁屬腎者。有謂煩屬陽躁屬陰者。在時疫則揔屬鬱熱而已。熱在淺在上。猶有煩躁之形。熱在深在下。則漸近沉昏。并無煩躁之形矣。　凡時疫初起即煩躁一證。亦可辯其輕重。煩躁輕則病勢輕。傳變亦輕。煩躁重則病勢重。傳變亦重。全不煩躁。則非時疫。或氣色神脉舌胎有時疫確據。亦時疫之輕者。但表不裏者也。　時疫初起憎寒發熱而煩躁者。邪在半表半裏。三消飲九味羗活湯六神通解散選用。隆冬盛寒。汗難出者。大青龍湯葳蕤湯可借用。　時疫舌

煩燥

○○● 裏證

胎已黄渴而喜飲。身熱汗出而煩躁者。邪入于胃也。白虎黄芩三承氣小陷胸三黄瀉心涼膈散選用。　時疫舌胎已黑。煩躁漸近沉昏者。邪入心包也。犀角地黄湯加羚羊角黄連解毒湯選用。時疫屢經汗下清涼。表裏俱無阻滯而煩躁者。陰液傷也。生脉散六味地黄湯吴氏諸養榮湯選用。　時疫煩躁用汗解清利滋潤諸法不應。甚至有加甚者。當細驗其舌胎。若黄黑胎中夾一塊白潤色。是為夾水。或平常胸有痰飲。或未病之先曾飲冷物。或初煩躁時過飲冷水。恣啖涼物。或用清涼太早。皆能停飲于胸膈胃脘。寒飲拂鬱。其疫熱外不能達表。內不能傳胃。故煩躁轉甚。驗舌之後更細按其胸脇滿痛而軟漉漉有聲再細察其脉右寸関或弦緊或緩皆停水確據當以蒼朮半夏萊菔厚朴先清其水氣然後治其煩躁無不應者 不論舌胎有無黄黑但煩躁而兼小便不利者雖無水氣在胸脇但其少腹畧有滿痛處即當以導赤瀉心湯四苓湯猪苓湯益元散利其小便所謂心邪不從心瀉而從小腸瀉也

嘔

吴又可曰時疫有始終能食者邪不傳胃也慎勿絶其飲食此不嘔者也愚常見時疫初起未發熱時表證未有先作嘔數日者

嘔

此邪疫先犯太陰當辯其口氣無臭氣而不粘者屬太陰寒證有口氣粘厚者屬太陰疫證先裏後表者也此時且不可遽用清熱藥清凉則閉遏其邪氣不能透達傳化雖四肢有時厥逆脉有時沉伏亦不可用温熱藥温之則嘔更甚甚至有舌紫沉昏者惟以宣其胃氣爲主藿香正氣散最妙　若已發熱而嘔者吴氏達原飲加半夏兼三陽表證加羌活葛根柴胡　若嘔而煩渴身熱不惡寒邪在陽明經脉也白虎湯黄芩湯並加半夏　若嘔而舌黄胸中有滿痛處者橘皮半夏湯加枳實查芽川貝爲主但川貝力緩用至五六錢或一兩乃能發鬱散結耳　若嘔而舌黄心下至

臍上有滿痛拒按者。大柴胡湯。若嘔而舌黃或黑。少腹有滿痛拒按。當視其前後何部不利。大便不利者調胃承氣湯。小便不利四苓木通益元輩。利之則愈。寒熱已解。二便通利。胸腹無滯而嘔不止者。餘熱在胃也。竹葉石膏湯。屢經清下。嘔不止而舌無胎。多汗心悸瘁倦者。中氣傷也。大半湯湯。或六君子湯加白蔻。屢經清下。昏倦異常。四肢漸冷者。用藥太過而致中寒也。理中湯。甚則加附子。以上二法係治藥之法。非治疫之法。百中一二見者也。

余常見一嘔證。在裏則有渴。有下利。在表則有頭痛而惡寒身

麻發熱誠所謂半表半裏者耶○

欬

欬者痰邪夾他邪于肺也○有初起在表夾風邪于肺者○其脉必兼浮○其欬必多痰沫○必兼鼻鳴自汗洒淅惡寒證○于透表諸方中加前胡桔梗蘇子杏仁淡豉○　有夾水于肺者○不論表裏○其脉必兼緩○其欬必多清痰○必兼舌白心悸胸滿症○或嘔或吞酸○于表裏藥中○加桑皮半夏茯苓川貝萊菔子○　有痰熱傳裏○燥火薰肺者○其脉必數○其欬必無痰○有痰亦難出○而咽痛○于裏藥中○加花粉黄芩川貝瓜蔞○　有病後陰傷肺燥者○其脉必濇○其欬必無加○其舌必

赤而無胎吴氏清燥養榮湯加麥冬玄參知母川貝　有屢經汗下或平常陰虛腎氣上逆者其欬必兼上氣其顴必時赤其足膝必清瘦其脉必散六味加枸杞五味牛膝　疫邪兼欬者少即有之亦非大有關係之證宜以病之大勢在表在裏為主治欬之藥加入本方可也

渴

渴乃熱象時疫為熱證而不不渴者初起濕熱相兼為蒸氣熱未勝濕則鬱悶心煩而不渴熱已大勝其熱在經而不在胃則煩躁身熱而不渴熱在下而不在上則燥結而不渴熱在血分而不在

欸　渴

氣分則沉昏而不渴。瘦邪初從太陰發者。為胸腹滿為嘔而不渴。外此則未有不渴者矣。　初起在表發熱頭痛舌白而渴者。脉必不浮不沉而數。六神通解散加石膏葛根。或九味羌活湯加石膏葛根。　半表半裏口苦咽乾目脹者而渴者。其脉必數。小柴胡湯加花粉知母。或亦加石膏。或達原飲加石膏葛根。　邪已入胃。作渴身熱自汗。舌見黃胎或醬色或黑燥。當察其胸脇少腹。按之無痛處而渴者。為有熱無結。其脉必洪。宜白虎湯。按之有痛處者為有熱。有結。痛在心下。其脉必滑大。關上尤甚。小陷胸湯在臍上及當胸臍。関中脉必滑。大小承氣湯在臍下尺中。脉必滑大。調胃承氣湯心下至少腹俱痛寸關尺必皆滑大大承氣湯痛在左脇不可按者左關脉必弦或濇或芤桃核承氣湯痛在右脇不可按者右關脉必弦或滑或遲十棗湯渴而小便不利少腹不可按者尺脉必数四苓散猪苓湯六一散

汗下後身熱已除而渴未止者餘邪未盡也當再與前所用藥小濟以利之屢經汗下渴而舌上無胎胸腹無滿痛心悸而煩脉或虛細或浮散或濇者亡陰也六味合生脉為主

渴證與煩躁同機然渴輕于躁渴有喜飲不喜飲喜熱飲喜冷飲之分在他證不喜飲及喜熱飲為真寒假熱在時疫則喜熱飲者多發斑疹不喜飲者多熱在血分真寒假熱之

說。百不一見者也。故時疫初起一傳陽明。即以渴證為大機括。渴甚則熱甚。渴微則熱微。在末路尤以渴證辯餘邪之有無。有邪則渴。無邪則不渴也。

口苦

熱邪在中上二焦則口苦。故即在風寒一見口苦。亦屬少陽熱證。況時疫乎。故時疫當惡寒發熱表證正盛時。一見口苦。即于發表諸藥中。倍加清熱之品。輕則黄芩。重則知母。又重則石膏。不但見三陽表證也。即見三陰裏證。如手足冷惡寒嘔利胸腹滿不渴證狀。似乎純冷無熱。而一兼口苦。則雖用温燥藥。如半夏蒼术草菓厚朴類必加利熱之品。如木通苓澤之類。甚則竟加知母黃芩。即吳氏達原飲之義也。在寒熱未辯證狀模糊者。且以口苦為熱證的據。若夫舌胎黃黑乾燥熱渴閉結諸證備具者。當清當下。不必言也。

口甘

口苦口甘。同為熱證。而口苦為燥熱。〻在上中二焦。為多。口甘為濕熱。〻在中下二焦居多。蓋脾胃屬土。稼穡作甘。土邪下流腎位。水土相蒸。故甘味蒸上于口。凡口苦者多渴證。口甘者多不渴。口苦多見于三陽病中。口甘多見于三陰病中。且口甘之證多兼嘔

口苦　口甘

吐而見。所以人誤認為胃寒而用温中藥者最多。不知温熱在下焦。土能尅水。往往有温燥太過。揔無熱渴諸證見。而惟兩目忽不見物。漸至沉昏而死者。此正腎水告竭之故也。故口甘一證。在諸病中。初起猶可用温燥開導藥。然亦不可太過。在時疫中見此證。必以清熱為主。消痰為輔。設胸中停飲太甚者。亦不過加蒼朮半夏而已。故二陳去甘草加薑汁炒山梔薑汁炒黃連竹茹黃芩為口甘之要劑。或加烏梅更妙。蓋酸能勝甘也。五行尅制之妙理也。或四苓散加山梔亦得。然亦必以時疫之大勢。為用藥之權衡也。

唇燥

唇燥者陽明之經有熱也。時疫見此。亦當以大熱為主。大抵當清當下者多。又有津液不疏通。津液耗亡。皆見此證。更以其色辯之。色深赤而燥者為大熱。當清當下證也。色淡白而燥者為亡津液。當滋當潤證也。色如常而燥者。為津液不流通。為熱在經脉。當用葛根證也。

齒燥

時疫齒燥。輕而淺者為陽明經熱。重者為胃府燥熱。又重而深者。為陰血煎熬。腎水涸竭。　時疫陽明經證齒燥者多。前板齒燥。必身熱目疼鼻乾不得眠。凡將發斑發疹衄血。皆見此證。葛根為主。

唇燥

齒燥

黃芩知母石膏為輔。　時疫胃府燥熱齒燥者。必通口皆燥。甚則黑如煤炭。三承氣三黃石膏選用。　時疫亾血齒燥者。當峻補其陰。知母黃柏生地元參天冬麥冬丹皮。每味兩許。大作湯液。外加童便金汁。晝夜兼進。輕緩則不及矣。

鼻孔乾

時疫鼻孔乾。有風熱。必兼鼻鳴。荊防薄荷葛根為主。有陽明經熱證。必兼煩躁。葛根石膏為主。有胃熱府證。必大渴舌黃。三黃石膏為主。有亾津液肺燥證。麥冬生地五味為主。大抵風熱經熱者十之五六。府熱亾液者十之二三。非熱深而鼻孔反不乾也。以其煩

渴諸大熱證見則鼻孔乾與不乾反不覺耳○

鼻如烟煤

時疫鼻如烟煤者○邪熱爍肺也○由鼻孔乾而来而更甚于鼻孔乾矣○清之下之○刻不能緩○少緩則肺胃俱枯絶矣○三承氣合白虎或三黄石膏加青黛○或小陷胸加犀角○或犀角大青龍湯○視其兼證而用之○

鼻孔扇張

鼻孔扇張有二○有痰熱壅肺之扇張○有腎虚氣逆欲脱之扇張○痰壅于肺而鼻孔扇張者○其氣多出入有聲○必喘欬胸滿而不渴○瓜

鼻孔乾　鼻如烟煤　鼻孔扇張

蔞貝母桑皮蘇子瀉其肺。〻氣通而扇張自愈。熱鬱于肺而鼻孔扇張者。其氣出入多熱。必有微表以束其熱。古人獨呈越婢湯。蓋散其外束。清其內鬱也。用于時疫中。以葛根易麻黃。或葛根黃芩黃連湯亦可。　腎氣虛而上逆。以致鼻孔扇張者。其出入多微多死。此證必得之于屢經汗下後。或兼多汗心悸耳聾。大劑六味加人參麥冬五味枸杞牛膝。或救百中一二也。

咽乾

咽乾者。邪熱溢于膈上也。在傷寒中見此。亦為少陽熱證。時疫可知。所以一見咽乾。必用黃芩。甚則加花粉知母以佐之。

咽痛

時疫咽痛。為熱淫于肺。當視其咽中有結無結。無結者咽中不過微紅。以桔梗花粉黃芩元參治之。有結者咽中紅而兼腫。當加牛蒡赤芍消其腫結。甚則起紫泡白泡。是為乳蛾。必以鍼刺去惡血。再服清熱之藥方妙。此症在時疫中。時有急喉風急喉痺二險證竊發。二證皆旦發夕死證。不可不細察也。急喉風者咽痛而兼喘也。乃痰涎夾熱壅于肺之故。古方有用膽礬吐其痰涎惡血者。有用皂角膏吐其痰涎者。治之稍緩。則氣閉而死矣。急喉痺即乳蛾之速長。而閉其喉嚨者也。亦以刺其惡血為主。但須用刀大

咽乾

開其膿血方妙。以上二證。雖時見于時疫中。然非其人平素多厚味。多鬱怒。肝火。必不生此證也。

舌燥

舌乃心苗。腎竅通其本。脾脉絡其下。故時疫舌乾者。火炎土燥。中宮堵截。腎水不能上交心火之證也。舌有〻胎而燥。有無胎而燥。有白而燥。有黃而燥。有醬色而燥。有黑而燥。

舌有白胎而燥者。疫邪在表而痰已結于膈上也。吳氏達原飲加石膏川貝瓜蔞仁大黃。此證吳氏名白砂胎。熱極不變黃色。急宜早下〻後即變黃色矣。

舌有黃胎而燥者。疫邪已傳胃府也。小承氣。小陷胸大柴胡選用。　舌有醬色胎而燥者。疫邪入胃府深及中下二焦也。調胃承氣湯。　舌有黑胎而燥者。疫熱入胃至深傷及下焦也。大承氣湯。燥而成塊裂或生芒刺者。熱更甚也。大承氣倍其分兩。大黄須兩許方妙。　諸舌有燥胎。下之胎漸減而未淨者。為藥已中病而力不到。當再下之。有下至三五次至十餘次而愈者。至若有屢下而燥胎愈長者。不可更下。當細詢其腹中若揉按作響者。乃痰水結於中焦。脾氣受困。津液不能上潮也。改用平胃二陳温燥之劑即愈。　有腎陰涸竭。愈下愈亡其陰。故燥胎不回。其目必無神。或耳聾心悸。或腰膝骨痿。再下必死。宜六味合生脉為主。　舌無舌燥胎而燥。須辯其色〻正赤或深紫者。熱歸心包血分熱極也。石膏知母黄連犀角羚羊角牛黄為主。色鮮紅而燥者。亡陰也。天麥二冬生地元参知母阿膠人参為主。大約舌無胎則胃無物。可清潤而不可攻下也。

舌強 附舌痿

時疫舌本強硬。為熱而兼痰。當清當下無疑。但清下之中。必加消痰之藥。舌強而兼白胎者。隔間未經煎熬。而痰尚濕。佐以半夏大柴胡湯是也。舌強而兼黄胎者。已經煎熬。而痰漸燥。佐以川貝瓜蔞仁小陷胸湯是也。舌強兼黑胎者。極熱而痰亦化為火。佐以牛黄方有效矣。若無痰而舌色正赤深紫烈燥而強者。熱毒蘊于心包也。三黄石膏湯加犀角牛黄急清其熱為主。

舌強雖似與舌燥相類。而燥主于熱。強主于痰。燥主于胃府。強主于心經。微有不同。

又有舌痿與舌強不同。強則硬。痿則軟。強則不必縮小。痿則軟而枯小。舌痿乃虚脱之極。大補大滋潤。猶恐百中難回一二也。若屢經汗下。清熱消痰而舌強者。亦與舌痿同斷矣。

舌卷短

時疫之舌。一見黄胎。便當下矣。失下則由黄而變醬色變燥變黑變生芒刺。再失下。則變卷變短。至卷短而下證急甚矣。宜大下屢

舌强

舌痿

舌卷短

下方和。緩則不救也。

胸滿痛

時疫胸滿而不痛者。為邪未結。為無形之氣。為稀薄之痰。痛而不滿者。為病在經絡。有虛有實。有虛實相兼。滿而痛者。為邪已結。邪結則有痰食血之分。須細辯以施治。屬無形之氣者。按之不痛者也。時疫初起。邪未離募原時多有此證。宜達原飲加枳桔木香大腹皮以開豁之。屬稀薄之痰者。時疫二三日。半表半裏時多有此證。宜達原飲加半夏萊菔子。或小柴胡加萊菔子。病在經絡痛而不滿者。初起多屬實。于解表藥中。加元胡烏藥舒其經絡之氣血為主。屢經汗下久病者多虛。于養氣血藥中。倍加當歸為主。更有虛中夾實者。于解表清裏藥中。加乳香沒藥最妙。滿而痛多不可按。邪已結矣。痰結者多牽引而串痛。多兼嘔證。小陷胸湯大柴胡湯。或二方合用。甚則大陷胸湯大陷胸丸。食結者多硬痛成塊不可按。多在心下。亦有在脇上者則危矣。在脇上者當吐之。宜瓜蒂散。在心下者宜平胃散加枳實蘇子萊菔子白芥子。此證未可便下。須待其氣轉動方可下。蓋結在上焦屬氣分。下之太急。則氣逆而不順。恐增嘔吐故也。或外用按蹻之法更妙。血結者多可不按。按之而軟。其脉多芤濇弦。宜解表清裏藥中。加桃

胸滿痛

仁歸尾紅花三七。甚則桃核承氣湯。　時疫多實多熱。至胸滿痛證。又屬實邪。無虛證之理。然亦有屢經攻下。胸痛更甚者。乃脾腎兩虛。下氣逆而上也。宜溫理脾胃。以建中鎮安之。甚則導火歸元。納氣歸腎皆可。然百中一二。須消息斟酌。不可輕試也。

脇滿痛

脇滿痛與胸滿痛同。而微有不同者。胸滿痛有宿食為病。脇滿痛無宿食為病也。然脇滿痛亦有宿食者。乃自胸腹而滿及脇。無單脇滿痛也。故脇滿痛屬疫氣血三者居多。若夫滿而不痛。痛而不滿。滿痛並作。則與胸滿痛同斷也。　時疫脇滿而未至于痛者。募原之邪未經傳變也。達原飲兼寒熱往來，大柴胡湯。時疫痛而不滿者，邪分布于少陽經脈也，小柴胡湯。時疫滿痛兼作，則當分其左右。在左者屬血分居多，小柴胡去參加元胡、歸尾、紅花、桃仁，甚者加莪朮、三稜、三七、五靈脂。在右者屬痰氣居多，屬痰者大柴胡倍半夏，加壯礪、萊菔子，甚則白芥子、甘遂、大戟、芫花。屬氣者青皮、萊菔子、木香、大腹皮。痰氣痛皆無常所，痰有聚散，然散時仍有所苦；氣亦有聚散，然散時竟毫無所苦，此痰氣之分也。至若屢經汗下清利而脇痛更甚者，虛證也。氣虛必兼嘔利，養氣為主；血虛必兼煩熱，養血為主。然亦十中一二者也。凡脇痛與胸腹

脇滿痛

痛。不同。胸腹譬則衝衢大道。其阻塞不能久。其開通易。脇譬之僻巷曲徑。其阻塞能久而難開。用藥須識此意。時疫脇痛。雖有痰氣血之分。然不離乎熱。故黄芩為主藥。若别有熱證者。黄連山梔在所必需。非他病脇痛之有寒有熱也。

腹滿痛

時疫腹滿痛屬邪熱結。其宿食者。十之七八。屬氣血痰水者。十之一二。蓋腹與胃為小腸之之正界。非比胸脇少腹之地也。腹滿而不痛者。屬邪在氣分。屬水穀散漫而未燥結。氣分脉多沉或弦。水穀脉多滑。氣分通腹皆滿。水穀滿有分界。氣分者厚朴大腹皮青皮陳皮枳桔為主。水穀者半夏山查麥芽神麴萊菔子枳實為主。然時疫為熱證。腹滿未有不熱者。當于清熱藥中加此順氣消食藥品可也。若舌見黃胎。則雖滿而不痛。然邪已傳胃。宜小承氣湯下之矣。

痛而不滿者。屬邪在血分。屬水穀燥結諸病。他病或有屬冷者。時疫總屬熱證也。痛不可按而無硬處者。于清裏方中加赤芍。不可按而有硬處者。調胃承氣湯。

滿痛兼作。大實大熱之證。所謂痞滿在氣。燥實在血者也。大承氣湯。

諸病腹滿痛。或兼自利。則當責其虛冷。惟時疫自利。屬熱結旁流者最多。下之則利自止。不必以虛冷為疑也。

若夫滿痛而喜按喜溫。或惡寒手足

腹滿痛

冷得清利而益甚。或右關脉獨遲獨緊。此非本病。乃因煩渴而飲冷太過。或用清凉藥太早太過。皆能致此證。則又當以温燥為主。不可執一。然亦治藥弊。非治本病也。

少腹滿痛

時疫少腹滿痛。為邪熱結于下焦。下焦乃大腸膀胱及厥陰經分界。與中焦異。亦有滿而不痛。々而不滿。々痛兼作之不同。時疫初起滿而不痛者。濕勝而氣滯也。枳椰厚朴蒼术為要藥。時疫初起痛而不滿者。手不可近。熱傷厥陰血分也。黄芩以清熱。赤芍歸尾以活血。柴胡以升厥陰之經氣。若牽引陰氣及兩胯夾縫者。

加秦艽即愈。滿痛兼作者。不論初起末後。當視其前後。前而不利小便者。蓄水也。四苓、豬苓、益元之屬。後而大便不利者。有燥矢也。三承氣選用。大小便自利而色黑者。蓄血也。抵當湯、桃核承氣湯選用。少腹滿痛。雖以大小便之通塞為辯。然亦當細辯其滿痛。有硬塊而不可按者。屬燥矢。滿痛如鼓而不可按。却無塊者。屬溺蓄脬中。滿痛拒按而軟者。屬蓄血。以此辯之了然矣。外有時疫末路。滿而不痛。、而不滿。却喜溫喜按者。則為虛證。當細詢其末路。若屢經清下太過。當消息以培其陰陽。當溫理調補。不可執時疫為實邪為熱證而不變通也。但在時疫虛冷者十之一耳。

少腹滿痛

右胸滿痛脇滿痛腹滿痛少腹滿痛數證。乃時疫裏證之大槩也。在時疫總屬熱邪内陷。在風寒暑濕。則寒熱虚實俱有。在時疫已經傳變。當煩渴燥熱諸證既顯之後。其為熱證易辯。而當未經傳變之先見諸裏證。乃疫毒欝而未發。多不渴多不發熱。甚有手足及厥冷者。若依風寒治。則當温者多。依時疫治。則當清者多。毫厘千里。反掌生死。將于何辯之乎。亦惟于氣色、神脉舌胎討消息而已。然必細心諦察。方無誤也。

自利

時疫自利。皆熱證也。其所利與内虚内冷者自别。冷利多淡白色。

熱利多正黃色甚有深黃醬色者冷利多稀薄物熱利多稠粘物虛冷利多散而不臭熱利多沫而臭虛冷利多易出熱證多努圊冷利多緩熱利多暴注下迫雖暴泄如注而仍有裏急此時疫熱利與諸冷利大緊之便辯也

時疫初起有手足厥冷惡寒嘔吐腹痛自利者其證全似太陰寒證辯其為疫只在口中穢氣作粘舌上白胎粗厚小便多黃神情煩躁便是時疫此非冷中太陰乃時疫發于太陰也煩躁輕則用藿香正氣散煩躁甚則用達原飲一二服後即見三陽熱證矣此時若用溫中藥轉見四肢逆冷手足青紫而死不可不細察也

時疫初起頭痛發熱而自利者九

自利

味羗活湯。時疫傳變少陽〻明合病。身熱口苦咽乾目眩而自利者。黃芩湯。兼嘔者加半夏。時疫傳裏。舌黃讝妄而自利者。按其心下至少腹有硬痛處。與大承氣。無硬痛處。與小承氣。小陷胸。大柴胡選用。此在下。其熱。不必以結為主。故雖無硬痛。亦主大黃也。時疫自利。而小便不利。腹滿而無硬塊。時作腸鳴者。熱在小腸膀胱而畜水也。四苓散猪苓湯益元散選用。時疫自利受補者少。然屢經清下無表裏證。自利漸至清穀而脉細微者。六君子補中益氣理中湯。未始不可借用也。

便血

時疫便血。熱邪深入也。當先辯其血色。鮮紅者以清熱爲主。黄芩三黄石膏湯犀角地黄湯。血色紫黯成塊下者。以逐瘀爲主。桃核承氣湯抵當湯。更須按其腹脇有痛處用之爲確。 時疫便血散晦夾涎水者。脾胃虚而藏腑傷也。歸脾補中八珍可借用。並加烏梅。 時疫便血之後。多亡陰證。神昏耳聾舌無胎而燥身痛不可轉側之類。生脉六味加阿膠。峻補其陰。或可救也。

便血

便膿血

時疫便膿血與便血。有燥濕之分。便血屬燥熱。故主涼潤。便膿血屬濕熱。故主清熱兼分利。 時疫初起。頭痛發熱便膿血者。即古

便膿血

方書所謂疫痢是也。不必治其便膿血，且解其表為主。表解則便数自减，此證決不可早用攻利清裏，即分利清涼亦當慎用。蓋邪方在表，一清裏則邪從内陷，深入後極難治。且時疫一得便膿血，則煩渴之熱勢反緩，蓋邪熱隨利减故也。所以苦寒之品不可浪用，惟以倉廩湯為主，詳見夾痢條下。

時疫傳變至半表半裏時便膿血者，柴葛解肌湯加芩澤木通黄芩。

時疫傳變入裏，煩渴讝妄悉具而便膿血者，黄芩湯、葛根芩連湯選用。兼裏急後重腹中拒按者，加梹榔大黄。

時疫屢經攻下而便膿血滑利者，當以養中氣、養血調氣為主，清熱為佐。老人虛人亦倣此例。

大便閉

時疫屬濕熱。大便閉者少。有大便閉者。乃其人平素胃陽強甚多燥氣也。夫本來陽盛。復受時疫。則濕熱皆變為燥熱。雖兼表證未得汗。然時疫與傷寒不同。傷寒邪從表入。故有表證未得汗者。必不可攻裏。時疫邪從内發。故雖有表證。每々發表而不得汗。必待裏氣通而後表得汗。所以時疫大便一閉。亦當下之。不可逡巡也。若初起未經表過。則當用三消飲下之為當耳。有表證者。且可下。則夫煩渴讝妄舌胎黃黑燥烈卷短胸腹硬痛諸裏證備見。當分別輕重下之無疑矣。　復有大便閉而屢下不通者。則當審其必有夾邪有夹水者。水在腸中則不下而自利。水在胃脘之上。則脉多弦多緩往〻上嘔而不下利。且多舌白。而心下按之作響。雖用承氣不能下順。故下之不通。當用半夏茯苓蒼术消其水。而後下之。亦有可用大陷胸湯者。然必胸上痛而手不可近。方為藥與邪敵也。

有夹氣者。氣滯于胸膈之間。主上逆而不下降。其證多胸脇串痛而脉沉者。當先以蘇子萊菔子木香枳椰順其氣而後下之。

有氣虛而屢下不通。老人虛人多有之。其脉必兼無力。其色必悴。其肌肉必緩。其神必散。若下證全具。當與大承氣加人參一服。而宿垢頓下。或陶氏黃龍湯。或麻仁丸參湯下。酌其裏證之多

寡用之 有血虛而屢下不通者婦人產後及亡血家癰疽潰後及一切平素陰虛羸瘦者多有之其脉必兼濇四物六味生脉及吴氏諸養榮方麻仁丸選用外仍用蜜煎猪胆汁導之 大凡時疫大便一閉即當下之然當細詢其所苦無所苦若無所苦者下尚可緩至若下之不通然後細詢其夾邪及虛當下者十之五可緩者十之三諸夾邪者十之一二也此惟時疫為然諸病不可為例古語云傷寒下不厭遲時疫下不厭早誠哉斯言也

小便不利

時疫初起在表時頭痛發熱小便不利者熱入膀胱也益元散主

小便不利

之。四苓散猪苓湯皆可用。東垣云小便不利而渴者熱在上焦。法當淡滲。小便不利而不渴者熱在下焦。法當用苦寒。此可為助
時疫傳裏。大便閉而小便不利者。當先通其大便。多有大便通而小便自利者。此惟時疫為然。他病則否。　時疫屢經汗下。小便不利者。屬陰竭也。為難治。知母黄柏生地麥冬之類治之。或生脉或六味皆可。然多致少腹如鼓而不救也。　凡小便不利者日数若久。下関不通。必反于上。徃々有嘔吐呃逆涓滴不能下咽。雖湯藥亦毫不能進者。則當用敷臍法。用大田螺一枚。搗爛。入麝香二三厘。盦臍上。以帛束之。即通。小便畧通数滴。再服湯藥。即受矣。古法

有用葱熨及井底泥敷少腹者。皆可選用也。但不宜于陰竭之虚人耳。

小便黄赤黑

時疫未傳變時。小便多如常。一傳入裏則黄。熱甚則赤。熱入血分畜血則黑。　小便赤黄。可以驗裏熱之有無深淺多寡。而不可以作專證。故疫邪在表時。一見小便黄。即于解表中加清熱藥。邪入裏時。雖手足逆冷。一見小便黄赤。即當攻裏逆熱。疫邪已退。表裏俱利。一見小便黄赤未退。仍當清利其餘邪。惟小便黑者。當逐瘀清熱為主。犀角地黄湯加大黄之類。　時疫有屢經汗下清涼太

小便黄赤黑

通。表裏俱熱邪而滑瀉腹痛小便黄赤者。當理脾升清陽為主。然亦治藥弊之法。非治本病也。

小便多

時疫屬濕熱。小便多者甚少。然傳裏之後。或有小便多者。乃胃土變為燥熱也。急下之。屡經下後小便多者。氣虚也。益氣升陽為主。亦有腎陰虚而小便多者。六味地黄湯加五味。太抵未下之先小便多者。屬熱屬燥。其小便必微黄。其人必渴而喜飲。必煩熱。既下之後小便多者。屬虚。氣虚則不喜飲。而寸脉不及尺。浮不及沉。陰虚。則喜飲而尺脉不及寸。沉不及浮。失治久則變消渴之症。時疫之小便多者如此。若夫風寒則小便多者。屬之陽虛矣。

遺尿

時疫初起遺尿者。多屬三陽合病。蓋邪入于陽。則陽實而陰虛。熱甚于表。裏氣為之不守。又神昏于上。不自知其下部之出入。故遺尿也。合之腹滿身重口不仁而面垢讝語。仲景獨主白虎湯。此證不可下。以邪全盛而浮在表在經。下則表邪內陷。故額上生汗。手足逆冷。尤不可汗。以邪本屬熱。汗則愈增其熱。故心憒憒及讝語。惟以白虎湯。清其浮越之熱為主。若別兼燥結鞕痛者。可于本湯加大黃下之。

小便多

遺尿

囊縮

時疫囊縮乃熱入厥陰也有結有熱則下有熱無結則清熱退而囊自縱矣

陰證多囊縮者與時疫頗相類蓋陰證至囊縮必身冷厥逆時疫至囊縮亦身冷厥逆陰證囊縮脉必沉時疫囊縮脉亦沉一寒一熱毫厘千里然即以囊縮辯之陰證囊縮陰莖必痿甚至有全縮入腹如婦人者時疫熱厥囊縮陰莖自在此即囊縮以辯之之法也再以證兼辯之陰證囊縮小便必清時疫囊縮小便必赤陰症囊縮少腹多牽引痛而不滿喜温按時疫囊縮少腹多滿而鞭痛拒按陰症囊縮多自利時疫囊縮多大便閉陰症囊

縮多神清不煩時疫囊縮多煩而神昏此以兼證辯之之法也

多言

時疫多言者譫語之漸也亦疫熱蒸心之所致治法悉同譫語詳見譫語條下茲不贅

譫語

譫語者熱蒸心也故時疫一見譫語即當清熱然有經熱蒸心而譫語者邪在三陽表證多有之脉浮大頭痛發熱舌白者是吳氏三消飲最當六神通解散九味羗活湯防風通神散白虎湯梔子豉湯皆可選用　有隔熱蒸心而譫語者脉洪身熱汗出不惡寒

囊縮　多言　譫語

反惡熱胸中無結者是。白虎湯黄芩湯選用。有痰涎搏結。其熱聚於中上二焦而讝語者。脉滑脉弦。胸痛及心下痛拒按者是。小陷胸湯大柴胡湯選用。　有胃熱蒸心而讝語者。脉滑實大舌黄及黑及燥及芒刺腹滿拒按者是。三承氣湯選用。輕者只用平胃散加查芽麯子即效。　有入熱血分而畜血。血熱蒸心而讝語者。脉沉結或濇。心下至少腹凡有痛處拒按而軟者是。犀角地黄湯桃核承氣湯抵當湯選用。　有熱入小腸膀胱畜水之熱上焦心而讝語者。脉浮數少腹滿小便不利者是。四苓散猪苓湯益元散選用。以上皆實證讝語也。至若屢經汗下清理。二便以清利。胸腹無阻滯。六脉虛散結代微弱而讝語者。陰陽兩虛。神無依倚也。虛在上焦。必心悸神倦。生脉散加棗仁。天王補心丹。虛在中焦。必面色痿黃。四肢倦怠。歸脾湯。虛在下焦。必耳聾目直視。六味地黃湯加遠志五味龍骨。

狂

時疫發狂者。讝語之甚者也。亦疫熱蒸心之所致。治法悉同讝語。詳見讝語條下。

善忘

時疫善忘者。畜血之所致也。畜血在上焦。其脉多芤。胸前及心下必痛必拒按而軟犀角地黄湯主之畜血在中焦其脉或芤或弦或濇兩脇及臍下必有痛處其痛必拒按而軟桃仁承氣湯主之畜血在下焦其脉多沉結臍下必有痛處必拒按而軟抵當湯主之凡善忘雖為畜血主證然仍必驗之大小便屎雖硬大便反易其色必黑小便自利方為畜血之的證否則仍叅之多言讝語狂條治法為妙

沉昏

時疫至沉昏則熱入至深至險證也蓋熱初蒸及心之經則其人心神不安故多夢囈語然醒時自清蒸心之經漸深則其人心神

漸煩，故多言，然所言也皆日用當行之事，無糊塗語也。蒸及心包，則其人心神間有昏處，故多言，間有糊塗語矣，然猶清白語居多。急蒸心包漸深，則其人心神昏處居多，妄見妄聞，甚至有見鬼疑神，非人所見聞者，然猶省人語也。至若熱直入心臟，則沉昏，沉昏則全不省人事矣。此熱入淺深之次第，見證輕重之辯也。所以多言讝語，熱之淺而深者也，梔芩知膏可解；狂發，熱之深而結者也，硝黃可解。至若沉昏，熱之至深者，非犀角、黃連、羚羊角、牛黃莫能解矣。然沉昏雖係熱深，更有夾痰氣、夾胃結、夾血結之分。胸滿舌硬者，多夾痰氣，當加以川貝、瓜蔞、半夏、萊菔子、犀、連諸藥中；舌黃及

沉昏

燥黑腹滿硬痛者多夹胃結當加犀連于三承氣中痛而軟者多畜血當加桃仁丹皮赤芍于犀連諸藥中治沉昏之大法備矣然此皆為沉昏之實證而設也更有虛證沉昏者屢經汗下清利之後表裏無熱胸腹無阻二便自利而神情由倦而漸昏由昏而漸沉乃大虛之危證也大劑參耆苓术桂附麥冬五味白芍急救其陰陽然多難挽回矣

多眠

時疫初起多眠兼身重者熱邪阻滯其經脉也有汗白虎湯無汗或加麻黄

時疫屢經汗下後表裏熱愈甚二便俱利而身痛多

睡者陰傷也四物合六味合生脉三方合用大劑養陰方效失治即危服此藥數劑身痛已和表裏熱已退而仍多睡者于三方中加生酸棗仁即愈　若夫平素脾虛多睡或多痰嗜睡者一受疫證必更嗜睡當參加理脾消痰之味于時疫藥中治之

身冷

諸病身冷皆屬陰證在時疫中猶屬熱證此症最難下手然須從氣色神脉舌胎中辯其端倪果係時疫則當分初中末治不可悞認陰證矣　初起時疫往往有身冷自利腹痛作嘔全似陰症者若無舌有厚白胎身有穢氣心煩多汗面色油垢小便黄短數者

多睡

身冷

有一二見便是時疫無則真陰症矣陰證當温詳見仲景傷寒論此不贅時疫初起身冷乃疫邪直入太陰先裏後表證也兼嘔利藿香正氣散四苓散無嘔利達原飲服一二劑後即發熱矣

時疫傳變發熱之後譫妄沉昏舌燥腹滿便閉而身冷者先表後裏證也三承氣大柴胡選用無結證者白虎湯

時疫末路屢經汗下表裏無邪胸腹無滯二便自和而身冷者當以脉為主若脉虚細神不振者用藥大過而成脱證也急宜温補少緩即死人參黄耆白术茯苓白芍麥冬五味平補其陰陽冷甚者加熟附子

時疫身冷一證最難用藥初起時若不能辯其寒熱且勿妄投湯劑

呃逆

當少待之多則一二日少則半日多有自行傳變即發熱煩渴者此時則易用藥若已經發熱傳裏之後變為身冷則自有口燥舌乾不得臥之證在此時則不可緩〻則熱深厥深雖下後厥回猶往〻亡陰而死若夫脫證身冷溫補更不可緩少緩須臾即死不當以狐疑悞人年壽也　身冷與惡寒不同而病機頗同當叅看惡寒條下辯證則詳更甚

呃逆

時疫呃逆與傷寒不同傷寒呃逆虛實寒熱俱有時疫呃逆惟熱結下焦而已凡見呃逆即當下之下之不止按其臍腹有硬痛拒

按處仍當再下有下至十數次方止者總之逐盡其結熱腸胃通達其呃自止慎不可用丁香柿蒂湯治呃而遺結熱致成危證也

吐蚘

傷寒吐蚘多寒熱錯雜時疫吐蚘則有熱無寒治此者當汗當清當下一以傳變之大熱為主惟加烏梅黃連以安之而已慎不可用烏梅丸中諸辛熱藥致成危症也

附見二條　循衣摸床撮空

時疫循衣摸床撮空者熱盛神昏而四肢實也當察其舌〻胎白或無胎者有熱無結也犀角黃連石膏為主舌有燥胎或黃黑燥

烈苔刺者有熱有結也大黃芒硝為主屢經汗下後胸脇仍有拒痛者邪未盡也仍宜清利無拒痛者陰虛而陽亢也生地麥冬棗仁茯神安神為主

耳聾

耳聾者少陽邪熱挾痰上壅也時疫耳聾者極多蓋邪一傳變出表入裏未有不干少陽者又時疫為熱證熱則主升熱升則挾痰涎濁氣俱升而上壅隧道故耳聾者多也治法以疫邪大勢為主初起疫邪傳表時有此證于表藥中加荊防川芎入裏時有此證于裏藥中加黃芩知母屢經汗下後此證不退不可急治養陰調

吐吮

循衣摸床撮空

目聾

胃為主。須粥食如常。二便自調。方得漸愈也。

婦人

婦人時疫。悉與男子同。惟當經期。則治法畧異。以其關于血室也。凡遇感疫值經期者。治法必兼少陽。以少陽口與厥陰為表裏。厥陰為血室。血室一動。邪必乘虛而犯之故也。但分適來因受病而止。適來受病而自行。適斷而受病三種。則虛實自異。　凡經水適來因受疫氣而遽止者。必有瘀血。再察其脇腰少腹有牽引作痛拒按者。必以清熱消瘀為主。小柴胡加赤芍元胡桃仁歸尾丹皮。

凡感受疫氣。而經水適來。疫病雖發。經水照常自行者不必治。

婦人

其經血，但治其疫邪而病自愈。蓋病本未犯血室，故經血自行如常也。仲景所謂勿犯胃氣及上二焦必自愈者，正指此，非謂揔不用藥也。凡經水適斷而受疫邪者，經行已盡，則血海空虛，邪必乘虛而陷入血海，若見腰脇少腹滿痛者，大柴胡加桃仁、赤芍，逐其血室之邪始愈。凡婦人受疫，但見晝日明了，至夜譫語，即當詢其經期，以防熱入血室之漸。

妊娠

妊娠

妊娠感時疫，須治之于早，則熱不深入而傷胎。當汗當清之證，當速治之不待言，當下之證尤不可遲。若因妊娠忌下傷胎之説，因循畧遲。則胎受熱蒸而反易墮。一見裏證。速下其熱。其胎反安然無事。蓋有病則病受之。內經所謂有故無殞者。于此見之。此歷驗不誣者。

妊娠受疫。當下失下。至于舌黑腰痛少腹下墜至急。則其胎多死腹中自欲墮矣。此時下亦墮。不下亦墮。然下則胎雖墮。而母尤可救十之二三。不下則母必無生理。母無生理。而胎何存。同一墮胎。而彼善于此。當明言于病家而後施治耳。

下藥雖三承氣皆可用。而芒硝慎用。以其專主傷胎。非大實大熱大燥不可試也。

小兒

小兒

小兒受時疫悉與大人同而時見驚搐類于驚風誤認驚風治之多死但用治大人疫疾諸解表清裏藥減小劑料以治之則多愈矣小兒不能言者遇當下證既不知其讝妄與否復難驗其舌胎則當驗其唇唇赤而燥即是下證此幼科之要訣也

汗法

時疫在解其邪熱而邪熱必有着落方邪在肌表非汗則邪熱無出路故汗法為治時疫之一大法也然時疫汗法與風寒汗法迥殊風寒發汗必兼辛溫辛熱以宣陽時疫發汗必兼辛涼辛寒以救陰風寒發汗治表不犯裏時疫發汗治表必通裏故方疫邪傳

變出表時非不欲及早一汗而散也然受邪輕者亦有得表藥而汗散者若夫重者當伏邪發之未盡時雖大劑麻黄羌葛一毫無汗即或不用表藥而有時亦自汗淋漓而邪亦終不解必待伏邪盡發表裏全徹然後或戰汗或狂汗而解所謂汗不厭遲者此也若夫辛涼發汗之方則人參敗毒散荆防敗毒散類是辛寒發汗則大青龍九味羌活大羌活諸方類是發表兼通裏則吳氏三消飲六神通解散防風通聖散類是更有不求汗而汗自解者若裏熱閉甚用大承氣以通其裏一不已而再再不已而三直待裏邪逐盡表裏自和多有戰汗而解此不求汗而汗自解者更若裏

熱燥甚病者思得涼水而久不得忽得痛飲〻盞落枕而汗大出汗出即解此不求汗而自汗解者二又若平素氣虛屢用汗藥不得汗後加人參于諸解肌藥中覆杯立汗此不求汗而自汗解者三又如陰虛及奪血無汗枯竭之極用表藥一毫無汗用大滋陰生津潤燥藥數劑而汗出如水此不求汗而自汗解者四也總之疫邪汗法不專在乎升表而在乎通其鬱閉和其陰陽鬱閉在表辛涼辛寒以通之鬱閉在裏苦寒攻利以通之陽亢者飲水收其陰〻竭者滋潤以回其燥氣滯者當開導血凝者當活瘀必細察其表裏中無一毫之阻滯乃汗法之萬全此時疫之汗法總不同

于風寒之理也。謹撮諸汗證詳列于左。

發熱。　惡寒。　無汗。　頭項痛。　背痛。　腰痛。　肩臂痛。

膝脛痛。　周身肢節痛。　斑。　疹。

下法

時疫下法與傷寒不同。傷寒在下其燥結。時疫在下其鬱熱。傷寒雖有裏證。必待表症全罷方下。時疫不論表邪罷而不罷。但兼裏症即下。傷寒上焦有邪不可下。必待結在中下二焦方可下。時疫上焦有邪亦可下。必待結至中下二焦。多有下之不通而死者矣。

下法

傷寒一下即已多者不過三劑時疫用下藥至少者三劑時疫下法有六等結邪在胸上用貝母貝母本非下藥然用至一兩許多有得解者結邪在胸及心下用小陷胸湯結邪在胸脇連心下用大柴胡湯結邪在臍上用小承氣湯結邪在當臍及臍下用調胃承氣湯痞滿燥實三焦俱結用大承氣湯外此則有其人素虛或老人或久病或屢汗屢下後下證雖具而不任峻攻者則麻仁丸蜜煎導法胆導法得下之意而變通者也下法之輕重與緩急總以證為主今將下證詳列于左

急下

急下證

舌乾

卷舌

舌短

舌生芒刺

舌黑

鼻如烟煤。　齒燥。　胸腹滿痛。　狂。

沉昏。　發熱汗出多。　身冷。　呃逆。

當下證

舌黄。　譫語。　善忘。　多言。　脇熱利。

頭脹痛。　煩燥。

緩下證

舌淡黄胎。　微渴。　大便閉。　小便黄赤。

潮熱。　齒燥。

以上諸證。緩下者不下。則必漸重而為當下症。當下者緩下。則加重而成急下證。急下者失下。則雖下之多不通。而致結熱自下逆上。脹滿直至心下。又逆上透過膈膜。有至胸滿如石。咽喉鋸響。目直視。或反白。或睛盲瞳。耳聾。九竅不同。雖有神丹。莫之能救矣。外更有畜血畜水諸下法。前已散見諸條中。茲毋詳列以便翻閱。

畜水證　小便不利。大便微利。

畜血證　小便自利。大便黑。

他若畜水畜血。在胸脇不當下者。此不贅。

清法

時疫為熱症。未有不當清也。其在表宜汗。使熱從汗泄。汗法亦清

清法

畜水　畜血　緩下　当下

法也在裏宜下使熱從下泄下亦清法也若在表已得汗而熱不
退在裏已下而熱不解或本來有熱無結則惟以寒涼直折以清
其熱而已故清法以濟汗下之不足究之清法可合汗下法用又
可不合汗下法用則時疫之當清者十之六七清法不可不細講
也凡清熱之要在視熱邪之淺深熱之淺者所謂熱在營衛者也
以石膏黃芩為主柴胡葛根為輔熱漸深者所謂熱在胸膈者也
花粉知母蔞仁梔豉為主熱在腸胃者當用下法不用清法或下
而兼清亦可熱入心包者黃連犀角羚羊角為主熱直入心臟則
難救然用牛黃為主猶可救十中之一但須重用至錢許以外方

有效。非若小兒驚風諸方。每用分許。便可有效耳。謹將諸當清證詳列于左。

熱在營衛證　身熱汗自出。不惡寒反惡熱。身重。頭面項紅腫。周身紅腫。斑疹。鼻孔乾。唇燥。煩躁。遺尿。舌胎白。

熱在胸膈證　身熱反減。渴。嘔。欬。咽乾。胸前紅腫。讝語。多言。舌胎厚白。

熱在腸胃證　便血。便膿血。餘悉見下證條下。

熱在心包及心證　狂。沉昏。多睡。舌黑。

熱在營衛

熱在胸膈

熱在腸胃

熱在心包　心

和法

寒熱並用之謂也。補瀉合劑之謂和。表裏雙解之謂和。平其亢厲之謂和。所謂寒熱者，並用。因時疫之熱。夾有他邪之寒。故用此法以和之也。凡方中黃連與生薑同用，黃芩與半夏同用。石膏與蒼术同用。知母與草菓同用者，皆是。所謂補瀉合用者。因疫邪々氣既實。其人平素本氣又虛。故用此法以和之。凡方中有參耆歸芍與硝黃枳朴同用者，皆是。所謂表裏雙解者。因疫邪即有表症。復有裏證。故用此法以和之。凡方中有麻葛羌防柴前。與硝黃梔芩苓澤枳朴合用者，皆是。所謂平其亢厲者。因疫邪大熱已去。而餘邪未解。故用此法以和之。或用下法。而小其劑料。緩其時日。或用清法。而易湯劑為丸散者皆是。凡此和法。雖名為和。實寓有汗下清補之意。疫邪尤有宜和者。凡熱不清用清涼藥不效。即當察其熱之所附麗。蓋無所附麗之熱。為虛而無形之氣。如盛夏炎蒸。遇風雨即解。故人身之熱氣。一清即退。有所附麗之熱。為實而有物。如洪爐柴炭。雖沃以泉水。尤有沸騰之憂。必撤去柴炭。而熱始退。凡熱之所附麗。非痰即滯。非滯即血。徑清其熱。不去其物。無惑其不效也。故于一切清熱方中。必視其所麗何物。加入何藥。即提于下。此尤和法之精微神變者也。謹將宜和之證詳列于左。

和法

寒熱往來。盜汗。口苦。咽乾。頭眩。舌強。胸脇滿渴。耳聾。嘔吐下利而心下痛。小便黃。口乾舌燥而惡寒。大小便閉而寒熱。痞悶而悸。二便自利而舌胎。形體瘦損而舌胎。凡此表裏虛實寒熱相兼者。不可枚舉。引此數端而推之可也。其有似和而實非和症者。詳見辯似條下。

補法

時疫本不當補。而有屢經汗下清解不退者。必待補而愈。故有宜用補者。但人為病藥所傷。有陰傷陽傷之分。故用補法。有補陰補陽之異疫邪為熱症熱則傷陰者多傷陽者少然有用藥太過而傷陽者則補陰補陽之法均不可偏廢也凡屢經汗下清和而煩熱加甚者當補陰以濟陽所謂寒之不寒責無其水者也六味四物生脉養榮諸方酌用屢經汗下清和熱退而昏倦痞利不止者當補陽所謂養正以却邪者是四君異攻生脉六君理中建中附子等方酌用謹將補陰補陽諸證詳列于左

當補陰證　舌乾無胎　舌黑無胎　耳聾　多睡　目直視

目不明　服清涼藥　渴不止

服清涼藥煩熱加甚　身體枯瘦

補法　当補陰證

服攻下藥舌胎愈長○　腰膝痿軟○

服攻下藥舌胎芒刺燥裂愈甚○

服清涼藥身熱愈甚○

用利水藥小便愈不通○

周身骨節痛不可移動○

當補陽證

汗出身冷經日不回○　小便清而多○

嘔吐用清熱開導藥愈甚○　多冷汗○

自利用清下藥愈甚○　大便利清穀○

痞滿○

外此更有四損四不足三復證當補詳見後

四損

大勞大慾大病久病後為四損氣血兩虛陰陽並竭復受疫邪正虛則邪入愈深邪深則傳化難出汗下傷正而正脫補助鬱邪而邪錮多不可治者也然補瀉兼施間有得愈者有補瀉合用之法有先補後瀉之法有先瀉後補之法凡人參敗毒散人參白[illegible]湯黃龍湯竹葉石膏湯皆補瀉合用之法也先用補劑後施汗下先補後瀉法也先用汗下後施補劑先瀉後補法也當詢病之來路斟酌施治尤當審現在之證虛實不可以疑似之見誤人大抵周

四損　当補陽證

身俱見大實大熱之證而一二處微見虛象則吃緊照顧其虛周身俱見虛象而一二處獨見實證則吃緊斡旋其實此治病之權衡也若夫汗之而表證愈增如頭痛身痛更甚之類清下而裏症愈增如煩渴痞悶更甚則大虛有盛候也急宜補之無疑既辯其證尤當細辯其脉凡遇脉之浮候盛大者須謹察其沉候有無力處六部脉皆盛者須謹察其一部有獨無力處果得其一部一候之真無力便可畧其諸部諸候之假有餘施治有獨見若神之妙既詢其來路則病之大槩已得復察其見證則確據可信更詳其脉理則燭照無遺其餘損症之狀甚多當參後四不足條看

四不足

四損由人事而成。四不足多天稟所致。四損多得于暫時。四不足多原于平素。雖四不足亦有由四損而損者。然不可以四損之外便無不足也。四不足者。氣血陰陽也。所謂氣不足者。少氣不足以息。語言難出也。感邪雖重。反不成脹滿痞塞。故凡遇此症。雖欲宣伐。必以養氣為主。

血不足者。面色痿黃。唇舌刮白也。感邪雖重。面目反無陽色。雖欲攻利。必以養血為主。

陽不足者。或四肢厥逆。或肌體惡寒。恒多泄瀉。至夜益甚。或口鼻冷氣。受邪雖重。反無發熱。胎刺。燥渴。凡遇此等。雖欲攻利清熱。必先之以溫補。待其虛

四不足

回實證全現，然後以治實之法治之。陰不足者，自然五液枯乾，肌膚甲錯，感邪雖重，應汗無汗，應厥不厥。遇此等證，雖欲攻利，其病益甚，必先之以養陰，待其氣化津回，其邪不治自退。有未退者，酌用清利。以上四不足，合前條四損，揔不可正治其邪，必以養正為主。服養正藥，待其實症悉見，方可攻邪。服攻邪藥，虛證復見，仍當調補其虛。養正以和邪，祛邪以安正，互相加減，迭為進退，直待邪盡去而正不傷，方為善治。

三復

三復者，劳復、食復、自復也。勞復者，大病後因勞碌而復，不但大用力事能復即梳洗沐浴亦能復復則發熱諸症復起惟脈不沉實為辯輕者靜者自愈重者必大補以調其營衛和其臟腑待其表裏融和方愈誤用攻下清凉必致不救安神養血湯主之 若因飲食過多而復者舌胎必復黃輕則損穀自愈重則消導方愈若無故自復者乃伏邪未盡也此名自復當問從前所見何證服何藥而解令仍用藥以滌其餘邪則愈然時疫復症有復至再三者屢復之後必兼四損四不足證宜參前四不足條下加減進退之法治之

辯似

凡病皆以虛實寒熱四字為大綱。獨是時疫不然。夫虛實寒熱之真者易辯。虛實寒熱之似者難辯。前列時疫之表證諸裏證。類皆實邪及熱實之中有虛寒。虛寒之中有實熱。余于逐條下已細辯之矣。然有實證似虛。、症似實。寒症似熱。、證似寒。尤不可不細辯。故復通論而詳述之。所謂實證似虛者。即以表證論之。頭痛發熱。邪在表也。其脉當浮。證當無汗。而反多自汗。脉多無力。多用發表藥。身反疼痛則似虛矣。故人惑于多自汗。而誤用桂枝湯者有之。惑于脉無力。而引仲景太陽篇發熱惡寒脉微弱為無陽。而誤用建中湯者有之。惑于身疼痛。而引仲景若不瘥身體疼痛當溫其裏。誤用四逆湯者有之。不知此等證在時疫中皆在表。實證之似虛者也。其自汗者。疫熱自裏蒸出于表。非表虛也。其脉無力者。熱主散漫。散漫則脉軟。非比寒主收斂而脉緊也。身體反痛者。伏邪自裏而漸出于表。非比陽虛不任發表也。此表證之實症似虛者也。又以半表裏論之。寒熱往來。胸脇滿。邪在半表裏也。其脉當弦。其口當渴。而有脉反沉。口不渴者。則似寒矣。故人惑于脉沉而以胸脇滿為太陰。口不渴為內寒。而誤用理中湯者有之。不知此症在時疫中。皆半表裏。熱證之似寒者也。其脉沉者。邪伏在募原而未出表。故脉不浮。非陽虛也。其不渴者。邪未傳變。未入胃府。故不能消水。非內寒也。此半表裏之熱證似寒者也。又以裏症論之。口燥舌乾不得卧。邪在裏也。其脉當滑。其身當熱。其便當結。而反脉沉微弱濇。身反四逆厥冷。大便自利。則全似虛冷矣。故人惑于脉沉微弱濇。而用參蓍者有之。惑于厥逆。而用桂附者有之。惑于自利。而用苓术乾薑者有之。不知此等證。在時疫中皆裏熱之似寒。裏實之似虛者也。其脉沉微弱濇者。乃邪熱結于腸胃。氣不達于營衛也。其身反厥冷者。邪熱結于裏。結于下。氣不達于外。通于上也。其自利者。乃熱結滂流也。此裏症之實證似虛。熱證似寒者也。揔之時疫為熱因。與風寒為寒因大異。故脉證雖有似虛似寒之狀。而一辯其為時疫。則屬邪自外至。邪氣盛則實盛而阻滯。故見虛象。明眼人不當為所惑也。所謂虛證似實者。即以表證論之。頭痛發熱身疼痛自汗脉浮大。邪在表也。而屢用表散清涼藥。不惟不減。其證甚者。非藥力之不到。乃正氣不能傳藥力達表。陰液不能隨陽氣作汗故也。疫邪在表時。虛證之似實者也。氣虛者加參耆于表藥。即汗。陰竭者加潤劑于表藥。即汗。若不知其氣血之兩虧。而宣表不已。勢必暴厥而成脫證矣。更以半表裏論之。胸脇痛耳聾嘔吐如瘧狀脉弦。邪在半表裏也。而屢用和觧消導藥。不惟不減。其證更加者。非藥力之不到。乃中焦脾胃傷。而氣不運。肝

木傷。而火燥逆故也。疫邪在半表時。虛證之似實者也。必合六君
四君于和解藥中。合四物于清解藥中。始得戰汗而解。若更消導
清解不已。必致胃氣絕而死矣。更以裏證論之。舌胎黃黑燥裂芒
刺。胸腹脇臍硬痛。大小便閉。六脈數大。邪在裏也。而屢用攻利藥。
或揔不得利。或利後更甚。非藥力之不峻。乃正氣不能傳送腸胃。
血液不能滋潤腸胃故也。氣虛者。助氣以資傳送。血枯者。養陰以
藉其濡滑。氣行津化。方得通利。疫邪傳裏時。虛證之似實者也。若
不知其虧竭。而恣其攻利。必沉昏痿頓而死矣。揔之藥不中病。則
傷正氣。傷其下。則正氣浮越而上逆。傷其中。則正氣解散而外張。

脉證雖有似實似熱之時而一詢其來路為治之太過則屬氣從内奪正氣奪則虛明眼人不當為所惑也夫一證而虛實互異用藥稍訛則生死攸分將以何者為辯證之把柄乎曰以開卷所列氣色神脉舌胎辯其是疫與非疫曾經誤治與未經誤治辯其時疫之為實為虛則得其大綱更細翫前列各證條分縷析之詳則得其細目則似是而非之證斷不能惑矣余前于各條下每證已細辯其虛實而此復重言以通論之者正以前散見于諸條恐讀者畧過故復総論以提撕其為吃緊處也至若寒證似熱則傷寒諸證有之時疫絶無故不論及云

辯似

遺證 屬病後不表裏症

索澤

時疫愈後。身體枯瘦。皮膚甲錯者。熱傷其陰也。養陰為主。吳氏諸養榮湯酌用。亦有粥食調理自回者。

發熱

時疫愈後。有發骨蒸如勞瘵者。乃餘熱留于陰分也。不可以其羸瘦而遽用虛損門治法。必察其六府有結邪。則仍攻其邪為主。次察其經絡有壅瘀。則仍通其壅為主。次察其氣道有痰涎為主。數者俱無。然後以清熱為主。或無邪而陰傷。方可純用養陰之藥。或分其餘邪之多少。虧損之重輕。而兼用養陰清熱藥。進退加減以和之。

發痿

時疫愈後。四肢不能動移者。熱傷筋脉也。吳氏諸養榮湯酌用。輕者粥食調理亦愈。

發瘡

時疫愈後。發瘡者極多。餘熱溢于肌肉也。多服清熱養氣血藥自愈。

發頤

索澤　發熱　發痿　發瘡　發頤

時疫愈後，有發頤者，乃餘熱留于營血也。速以解毒清熱活血疎散為主。誤則或膿，膿不出而牙關不開，咽喉不利，多不能食而死；毒内陷而復舌燥神昏亦死；出膿後氣而脱亦死。所以宜早治也。古方以普濟消毒飲為主，若在耳後，以柴胡川芎為君；在項下，以葛根為君；在項後或巔頂，此必加羌防矣。此證不可輕補于未潰之先，補早必成膿；尤不可純用寒凉于將發之際，恐閉遏而毒不得發。故必兼疎散為要。外治以葱水時時沐之為妙。

發腫

時疫大勢已平，寒熱已解，而面目肢體浮腫，有食滯中宫，水停心下氣復未歸三種，當分別以施治。

食滯中宮者，乃病後脾胃大虛，不能消穀，病者胃中枯燥，偏欲多食，食停心下臍上，則水不得上輸于肺，肺亦不能通水道下輸膀胱，故溢入肢體而為浮腫。其證以心下臍上有硬處，按之則痛為異，小便或利或不利。當用平胃散加枳實、查芽、萊菔子、青皮、神曲為主，硬處消則腫自愈。或加苓、澤兼利水亦可。

水停心下者，乃脾虛不能消水也。與食滯異者，心腹無硬痛，小便不利也。用苓、澤、車前、木通之類利其小便則愈。

氣復未歸者，吳又可所謂病後氣復血未復，氣無所歸，故作腫也。不必治腫，調其飲食，節其勞役，靜養自愈。其異于水停食滯

發腫

者。水停身重。小便不利。氣腫身輕。小便自利。食滯腹中有結。氣腫腹中自和也。